JN084424

看護技術論I　ワークブック
～アクティブラーニングで身に付ける！生活援助技術～

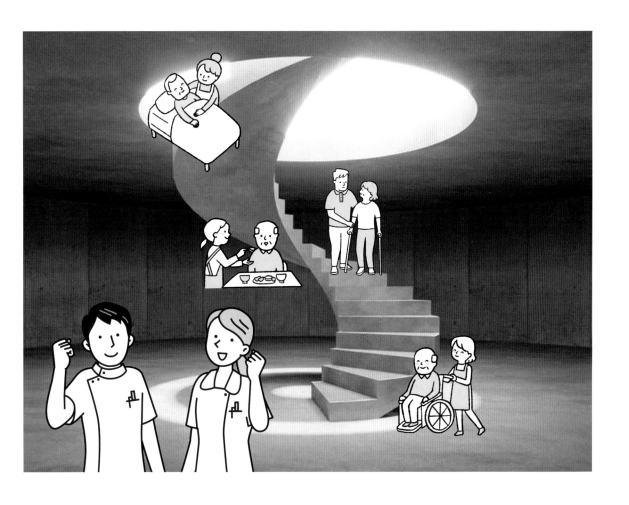

吉武 幸恵 編著

東京情報大学看護学部 基盤看護分野

東京農大出版会

はじめに

　近年、看護師に求められる期待やニーズは、①医療の高度化、②疾病構造の変化、③健康問題の多様化・複雑化に伴い高まっています。そのため看護師には、高度な知識と安全な技術を提供できる看護実践能力が求められます。

　文部科学省から報告された「学士課程においてコアとなる看護実践能力と卒業時到達目標」において、学士課程で養成される20の看護実践能力の中に、「看護援助技術を適切に実施する能力」が示されています。東京情報大学看護学部の看護援助技術科目では学部開設時より、この「適切に」実施する能力を重視してまいりました。履修生は、高校を卒業したばかりの一年次生ですので、「正解は何か」を求める受験勉強から、「適切さ」を求める看護援助技術教育へと転換することへの戸惑いや不安を抱きながら科目がスタートします。その学生たちが、次第に「適切さ」の追求を楽しむ姿へと変わっていくのですが、この学習者の成長が、私共教育者側にとって、何にも変え難い喜びとなっております。

　また、看護学における臨地実習は、既習の講義や学内演習によって修得した知識や技術を看護の対象者に適用して学び、看護実践における基礎的能力を養うものと位置付けられています。中でも基礎看護学実習は、学生にとって初めての実習科目でありながら、講義や演習で学習した看護技術を、受け持ち患者の個別性に応じて安全・安楽・自立を考慮し、「適切に」実践することが求められます。そのため、実習指導教員や臨地実習指導者は、学生一人ひとりが効果的に臨地実習を展開できる環境調整の役割を担います。そこで、東京情報大学看護学部基盤看護分野では「大学で学んだこと」と「臨床で習得できること」が乖離することなく、基本からの応用・発展として学びを深められる環境調整の第一歩として、学生の学習過程を臨床現場と共有できるテキストを作成しました。

　ワークブック形式の本書は、キーワードの穴埋めのみではなく、自身の生活行動や体験を振り返り、記述する設問も設定しています。授業を受講する時のみではなく、臨地実習や現場での実践においても、振り返りや学習内容の共有、トレーニングツールとしても皆さんのお役に立てることを願っております。

2024年 3月

東京情報大学看護学部基盤看護分野

編著者：吉武 幸恵

目　次

第1回　科目ガイダンス

あなたがこの科目で学びたいことは何ですか？	あなたはこの科目を履修して、どのようなことができるようになりたいですか？

Ⅰ．本科目の概要

　　看護技術の意義、特徴を理解し、主概念である安全・安楽・自立を目指すことの重要性および、看護の基本である人間関係技術を理解し、対象者との関係を築き発展させる能力を身につける。また、生活行動が健康に及ぼす影響を理解し、生活行動援助に関する基礎的な看護技術を修得する。

Ⅱ．本科目の到達目標

1．看護援助の前提となる技術について、その目的と意義を説明することができる

2．対象者に実施する生活行動援助技術の原理・原則および留意事項を説明することができる

3．援助の実施中に起こり得る危険性およびその対策を説明することができる

4．生活行動援助技術を対象者にとって安全・安楽に実施する方法を説明することができる

5．対象者に必要な援助を、根拠に基づいて計画することができる

Ⅲ．本科目の受講方法

1．事前準備

　　◆指定テキスト該当箇所をよく読んでから授業に参加する

　　◆本ワークブックの「事前学習」に取り組む

2．教室での対面授業

　　◆授業中に質問がある場合は、授業内で設ける質問の時間を活用する

　　◆授業中離席する場合は、教員に申し出て、他の学生の妨げにならないように注意する

3．実習室での演習授業

　　◆身だしなみを適切に整えて、実習室へ入室する（不適切な身だしなみでは参加を許可しない）

　　◆各演習課題に取り組み、基本的な看護技術を習得する

4．授業後の復習等

　　◆授業後は事前学習内容を含めて復習を行う

　　◆予備時限に技術練習を行う場合は、事前に申し込む

第2回　看護の基本的機能

学習目的

看護援助において駆使される「基本的機能」について理解する

到達目標

1. 看護援助における作業環境調整の必要性を述べることができる
2. 看護援助で用いるコミュニケーションの手段を列挙することができる
3. 看護援助におけるボディメカニクスの活用方法を説明することができる
4. 看護援助における倫理原則を列挙することができる
5. 看護援助における安全・安楽・自立の重要性を説明することができる

事前学習

Ⅰ．看護の基本的機能とは

看護の基本的機能とは、どのような日常生活行動の援助においても、駆使されなければならない要素であり、その要素には、「（¹　　　　　）」、「（²　　　　　　　　　　）」、「（³　　　　　　　　　　）」、「（⁴　　　　　）」、「（⁵　　　　　　　）」の5つがある。

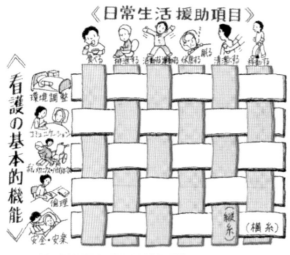

看護の基本的機能と日常生活援助項目の関係

> 看護援助の基本的機能は、具体的な（⁶　　　　　　　）を立てたり、援助の（⁷　　　　　）や（⁸　　　　　）を行う際の「柱」となる。

川口孝泰他著（2013）：演習を通して伝えたい　看護援助の基礎のキソ，医学書院，p. 5,

Ⅱ．環境調整

1．ベッドおよび周辺設備の理解

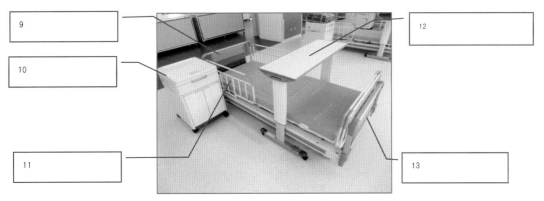

9	12
10	
11	13

【ベッドおよび周辺設備の使用上の注意事項】

◆ ベッドは、電動リモコンやギャッチハンドルで、ベッドの（14　　　　　　）や上半身/足側の
（15　　　　　　　）を調整できるので、患者の活動や援助内容、援助者の体格に合わせて調整して援助する

◆ ベッド上やベッドサイドで援助を行う時には、必ず（16　　　　　　　）をロックする

◆ （17　　　　　　　）は、ベッド上の患者の転落防止等の目的で使用される

2．作業環境調整の実際

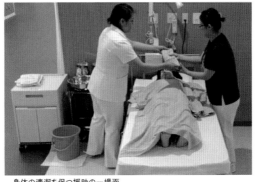

身体の清潔を保つ援助の一場面

Ⅲ．コミュニケーション

1．コミュニケーションとは

◆ ラテン語の「communicare」（伝える、分かち合う、共有する という意味）が由来

◆ 人が意味のある（18　　　　　　）を相手に伝え、互いに理解しようとするやりとり

◆ コミュニケーションにおいてやり取りされる「メッセージ」には、（19　　　）（20　　　）（21　　　　）（22　　　）などがある

◆ コミュニケーションは、人と人との（23　　　　　　　　）を築く基盤となるため、看護援助においては非常に重要である

2．自身のコミュニケーションの振り返り

　家族や友人との会話の場面を思い出してみましょう

① 相手の話を「**興味がある**」、「**もっと聞きたい**」と感じた時、あなたはどのような態度や表情で相手の話を聴いていますか？	② 相手の話を「**うんざりする**」「**もう聞きたくない**」と感じた時、あなたはどのような態度や表情で相手の話を聴いていますか？

3．コミュニケーションの種類

種類	(24　　　　　　)コミュニケーション	(25　　　　　　　　)コミュニケーション
媒体	言葉を媒体とする	言葉を媒体としない
手段	(26　　　　　　　) (27　　　　　　　) (28　　　　　　　) (29　　　　　　　) 　　　　　　　　など	(30　　　　　　　) (31　　　　　　　) (32　　　　　　　) (33　　　　　　　) 　　　　　　　　など

Ⅳ．ボディメカニクス

1．ボディメカニクスとは

　人間の身体構造や機能を(34　　　　　　) 視点からとらえた、良い姿勢や、無理・無駄のない

　(35　　　　　) な動作のことをいう。

2．ボディメカニクスの目的・意義

　□看護援助を(36　　　　) かつ(37　　　　　) な動作で提供する

　□ (38　　　　　　　　) の消耗や(39　　　　　) の少ない動作で最大の効果をあげる

　□看護師の無理・無駄・むらのない動作は、患者の(40　　　　　　)、(41　　　　　)、(42　　　　　　　)

　　を最小限にする

3．ボディメカニクスの3要素

　① 看護者の身体の(43　　　　　　) をよくする ⟹

　② (44　　　　　　　　) を考慮する

　③ (45　　　) を効率よく用いる

┌ ─ ─ ─ ─ ─ ─ ─ ─ ─ ─ ─ ─ ┐

1. (46　　　　　　)を広くする

2. (47　　　　)を低くする

3. (48　　　　　)が 1. の中にある

└ ─ ─ ─ ─ ─ ─ ─ ─ ─ ─ ─ ─ ┘

Ⅰ．作業環境調整

1．環境とは

- 人間を取り巻く周囲の（¹　　　　）、（²　　　　　）、（³　　　　　　）など、外的状態の総称
- 人間は、環境から影響を受けるだけでなく、人間自身も環境に影響を与え、変化を起こさせている

2．作業環境調整のポイント

- （⁴　　　　　）が混乱しない物品の配置
- （⁵　　　　　　　　）の考慮かつ（⁶　　　　　　　　　）・（⁷　　　　　　　　　　　）の保護
- （⁸　　　　　）の確保
- （⁹　　　　　　）への配慮

Ⅱ．コミュニケーション

1．コミュニケーションのプロセス

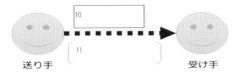

送り手　　　　　　　　　　　　受け手

2．効果的/非効果的なコミュニケーション手段

	効果的	非効果的
言語的		
非言語的		

Ⅲ．ボディメカニクス

1．ボディメカニクスの原則

身体の安定	作業域の考慮	力の効率
◆（¹²　　　　）を広く	◆（¹⁵　　　　　　）の高さの	◆（¹⁶　　　　　）作用
◆（¹³　　　）を低く	調整	◆（¹⁷　　　　　）筋群の活用
◆（¹⁴　　　）の活用	◆援助対象の位置の調整	◆効果的な（¹⁸　　　　　　）

2．てこの原理とトルクの利用

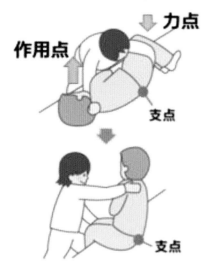

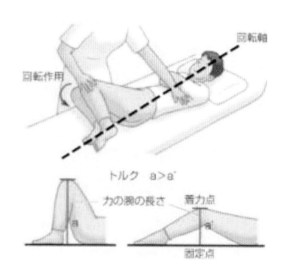

https://kaigo-shigoto.com/lab/archives/6056　デジタルナーシンググラフィカ 2019, 20巻, p162

3．摩擦の利用

◆少ない力で動かしたい時　→　摩擦を（¹⁹　　　　　　）する
例：

◆対象をその場から動かないようにしたいとき　→　摩擦を（²⁰　　　　　　）する
例：

Ⅳ．倫理

1．7つの患者の権利（医療における基本権利）

◆（²¹　　　）権利と（²²　　　　）権
◆（²³　　　　）の医療を受ける権利
◆（²⁴　　　　）な医療を受ける権利
◆（²⁵　　　　）な医療を受ける権利

◆ 医療における（²⁶　　　　　）権

◆ 医療における（²⁷　　　　　　　）権

◆ 病気および障害による（²⁸　　　　　）を受けない権利

2．5つの倫理原則

◆ （²⁹　　　　　）：対象の価値観や信念を踏まえて、その人の自己決定を尊重する

◆ （³⁰　　　　　）：相手に真実を告げる、嘘を言わない、他人をだまさない　など

◆ （³¹　　　　　）：対象にとって有益となるよう、また、有害なリスクを減らすよう働きかける

◆ （³²　　　　　）：限られた資源を適正かつ公平に分配する

◆ （³³　　　　　）：約束や秘密を守る

Ⅴ．安全・安楽

1．医療の現場で起こり得る事故の例

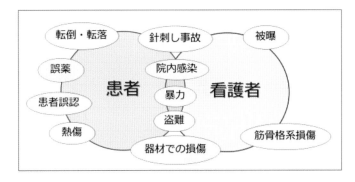

2．ベッドサイドにおける「清潔/不潔」

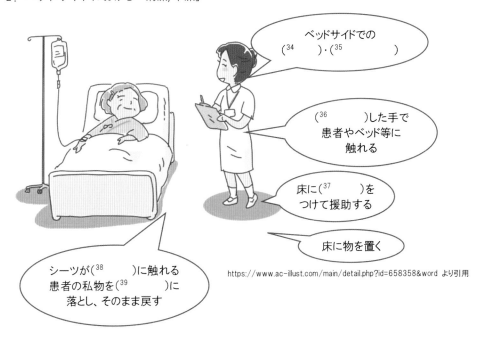

https://www.ac-illust.com/main/detail.php?id=658358&word より引用

第2回　解答

【事前学習】

1	環境調整	2	コミュニケーション	3	ボディメカニクス
4	倫理	5	安全・安楽	6	援助計画
7	振り返り	8	評価	9	ヘッドボード
10	床上台	11	サイドレール	12	オーバーベッドテーブル
13	フットボード	14	高さ	15	挙上の角度
16	ストッパー	17	サイドレール	18	メッセージ
19	情報	20	意図	21	感情
22	態度	23	信頼関係	24	言語的
25	非言語的	26	話し言葉	27	電話での会話
28	手紙	29	LINEやメール	30	表情・視線
31	ジェスチャー	32	姿勢	33	会話中の「間」
34	力学的	35	効率的	36	安全
37	合理的	38	エネルギー	39	疲労
40	苦痛	41	不安	42	疲労
43	安定	44	作業域	45	力
46	支持基底面	47	重心	48	重心線

【講義】

1	物	2	社会	3	自然
4	動線	5	看護動作	6	プライバシー
7	テリトリー	8	視界	9	衛生面
10	メッセージ	11	伝達経路	12	支持基底面
13	重心	14	摩擦	15	作業台
16	物理的	17	大きな	18	コミュニケーション
19	小さく	20	大きく	21	知る
22	学習	23	最善	24	安全
25	平等	26	参加	27	自己決定
28	差別	29	自律	30	誠実
31	善行	32	正義	33	忠誠
34	咳	35	くしゃみ	36	汚染
37	膝	38	床	39	床

第3回　療養環境の調整

療養環境を多角的にとらえ、看護援助の具体的な行為として環境調整を実践できる力を身につける

到達目標

1．環境が人間の健康にもたらす影響を説明することができる
2．生活行動に影響する環境の要素について説明することができる
3．療養環境の調整に必要な視点について説明することができる

事前学習

Ⅰ．環境とは

◆ 人間を取り巻く周囲の（¹　　　　）、（²　　　　　　　　）、（³　　　　　　　　）など、外的状態の総称
◆ 環境は人間の（⁴　　　　）に大きな影響を及ぼす。また、人間と環境は流動的に（⁵　　　　　　　）
している
◆ 人間の身体は、外的環境の様々な変化に応じて（⁶　　　　　　　　　　）を一定に保とうとする働き
がある
　　→　（⁷　　　　　　　　　　）

Ⅱ．生活行動と環境

◎あなたの日常生活において、以下の活動が「快適に」行える環境を考えましょう

生活行動	「快適に」行える環境	生活行動	「快適に」行える環境
食べる	例】食卓がきれいである	身体を清潔にする	例】暖かく、すきま風が入ってこない
排泄する	例】便座がきれいである	運動する	例】湿度が低い
休息する（眠る）	例】静かである	勉強する	

13

Ⅲ．入院を必要とする患者の心身の状態

- （⁸　　　　　　　　　）の変化
- （⁹　　　　　　　　）の変化
- （¹⁰　　　　　　　　　　）の変化

Ⅳ．生活行動に影響する環境の要素

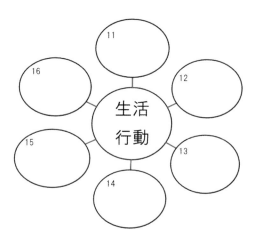

Ⅴ．療養環境を調整する技術　【ベッドメーキング】

1．作成されたベッドの名称と特徴

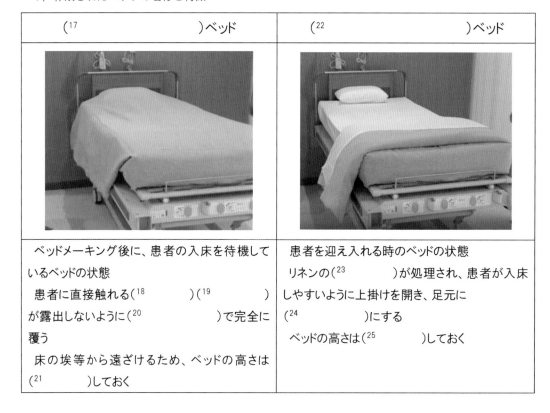

（¹⁷　　　　　　　　　　　）ベッド	（²²　　　　　　　　　　　　　　　）ベッド
ベッドメーキング後に、患者の入床を待機しているベッドの状態 　患者に直接触れる（¹⁸　　　　）（¹⁹　　　　　）が露出しないように（²⁰　　　　　　　）で完全に覆う 　床の埃等から遠ざけるため、ベッドの高さは（²¹　　　　）しておく	患者を迎え入れる時のベッドの状態 　リネンの（²³　　　　　）が処理され、患者が入床しやすいように上掛けを開き、足元に（²⁴　　　　　　）にする 　ベッドの高さは（²⁵　　　　　　）しておく

14

2．ベッドを構成するリネンの名称

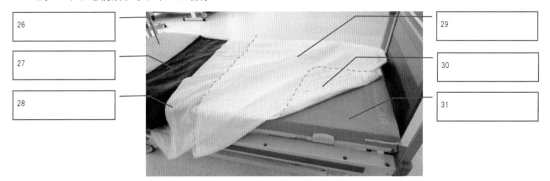

26	29
27	30
28	31

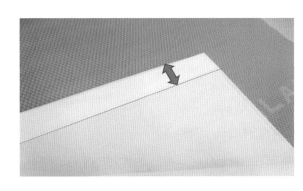

シーツの上下にある、生地を折り返した部分のことを（³²　　　　）という

生地の折り返しの段がなく、生地が平らな方が（³³　　　　）である

（³⁴　　　　）の幅が広い方を（³⁵　　　　）、狭い方を（³⁶　　　　）にしてベッドを作成する

下シーツと上シーツは、入床者の身体がシーツの（³⁷　　　　）に触れるように作成する

講　義

Ⅰ．看護援助としての環境へのはたらきかけ

「対象者の（¹　　　　　　）を最小限にして、対象者が本来持っている（²　　　　　　）を引き出すように（³　　　　）を整えることが重要である」

（F. Nightingale: 看護覚え書き より）

London Stereoscopic Company / Getty Images

- 環境が患者の（⁴　　　　）に影響を及ぼすことを十分に認識する
- 患者がおかれている環境と、環境に対する患者の（⁵　　　　）や（⁶　　　　）のあり方をよく観察する
- 常に適切な環境が提供されるように（⁷　　　　）にあたる

Ⅱ．療養環境調整に必要な視点

1．気候

■病室内の温度・湿度を快適な状態に保つ

季節	温度（℃）	湿度（％）
夏	(^{8})	(^{9})
冬	(^{10})	(^{11})

暑さを調節する場合は、室温と湿度を（^{12} ）し、（^{13} ）を高める

寒さを調節する場合は、室温と湿度を（^{14} ）し、すきま風を防ぐ

■定期的に（^{15} ）し、空気を清潔な状態に保つ

2．採光・照明

■自然採光：（^{16} ）の光を部屋の中に取り入れること

　◆（^{17} ）や（^{18} ）が得られる

　◆紫外線による（^{19} ）が得られる

　◆（^{20} ）を低く保つことができる

■人工照明

種　類	照明方法	特徴	用途
(^{21})	光源から光を直接照らす	明るく光の利用度が高い　まぶしさや影が生じる	一般的な活動時
(^{22})	光を天井や壁に反射させる	光の効率は悪い　まぶしさはなく、影ができにくい	リラックス時

■状況による照明の基準

照明の場所・状況	照明の目安となる単位
病室の照明	(^{23})
覚醒安静時	(^{24})
読書時	(^{25})
夜間の足灯の照明	(^{26})

3．臭気

■病室における臭いの発生原因

におい	発生場所・原因
尿尿臭 （しにょう）	病室、トイレ、蓄尿場所、汚物処理場所
膿臭	術後の化膿臭、患部の腐敗臭
体臭	汗、分泌物
下水臭	洗面所や風呂場などの生活汚水
建築材臭	病室内の内装材、家具や装飾材料のにおい
薬品臭	消毒薬、外用薬、ビタミンなどの代謝臭
食物臭	各種食物のにおいが混ざり合って生じる

■一般的な臭いの除去方法

方　法	原　理
（²⁷　　　　　）	大気を利用して臭気物質の密度を低下させる
（²⁸　　　　　）	臭気物質を化学反応させて分解し、消臭効果を得る
（²⁹　　　　　）	気体を吸着する性質の物質を用いる。活性炭やシリカゲルなど
（³⁰　　　　　）	ほかの香りを用いて臭気を気にならなくさせる

4．空間・プライバシー

■患者が自由に動ける空間をつくる

- ベッド上・ベッド周囲の物品を（³¹　　　　　　　）する
- 床の（³²　　　　　　）に注意を払う
- 個人空間を確保し、プライバシーを保護する
- 患者一人あたりに必要な病室の床面積：（³³　　　　　　　　）（医療法施行規則）
- 多床室の場合は、カーテンなどでプライバシーを保護する
- 個室を訪室する場合はノックをして入る

5．音

■騒音が心身に及ぼす影響

身体的影響	頭痛　耳鳴り　睡眠障害　血圧上昇 食欲不振　疲労感　筋緊張亢進
精神的影響	いらいら　集中力の低下　意欲の低下 興奮状態　不快感　不安感　会話障害

Ⅲ．療養環境を調整する技術

1．ベッドを構成するリネンの特徴

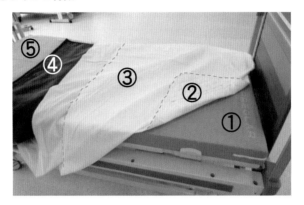

	名　称	特　徴
①	(34　　　　　　　)※	クッション性に富んでおり、臥床者の体圧を(35　　　　　　)させて、身体の負担を軽くする役割を持つ
②	(36　　　　　　)	中綿が入っており、(37　　　　)、(38　　　　)、(39　　　　)に優れる。マットレスを(40　　　　)や(41　　　　)から保護する役割も持つ
③	(42　　　　　　)	(43　　　　)、(44　　　　)に富み、肌にやさしく(45　　　　)な素材 平織りで作られており、(46　　　　)に乏しい
④	(47　　　　　　)	紡毛糸で織られた素材で、空気を多く含み、(48　　　　　)に富む
⑤	(49　　　　　　)	やや厚手の丈夫な素材で、ベッド全体を覆って使用する 寝具の(50　　　　)防止の他に、(51　　　　)の目的も有す

※ (52　　　　　　　　　) には、様々なタイプがあり、対象者の状態に合わせて選択する

　　◆ (53　　　　　　　　)：自分で(54　　　　　)が打てる対象者に使用。さらに (55　　　　　　　) が施されたタイプや (56　　　　　　) に富むタイプ等、種類は豊富

　　◆ (57　　　　　　　)：自力で動くことが困難で (58　　　　　　　　　) の優先度が高い 対象者に使用

２．療養環境を調整する技術

　療養生活行動によって、療養環境にどのような変化が生じるでしょうか。また、変化した環境を調整するためにはどのような援助が必要でしょうか。

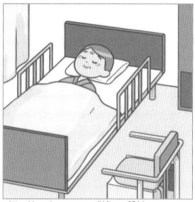

https://www.kango-roo.com/ki/image_354/

第3回　解答

【事前学習】

1	物	2	社会	3	自然
4	健康	5	相互作用	6	内部環境
7	恒常性の維持	8	生活リズム	9	生活環境
10	日常生活能力	11	気候	12	採光・照明
13	臭気	14	空間	15	プライバシー
16	音	17	クローズド	18	シーツ
19	枕カバー	20	スプレッド	21	高く
22	オープン	23	襟元	24	三つ折り
25	低く	26	スプレッド	27	毛布
28	上シーツ	29	下シーツ	30	マットレスパッド
31	マットレス	32	ヘム	33	表面
34	ヘム	35	頭側	36	足側
37	表面				

【講義】

1	生命力の消耗	2	自然治癒力	3	環境
4	健康	5	反応	6	欲求
7	調整	8	24～27	9	50～60
10	22～24	11	40～50	12	低く
13	気流	14	高く	15	換気
16	太陽	17	明るさ	18	温かさ
19	殺菌効果	20	湿度	21	直接照明
22	間接照明	23	100～200 ルクス	24	50～100 ルクス
25	500～1000 ルクス	26	1～2 ルクス	27	拡散
28	分解	29	吸着	30	マスキング
31	整理整頓	32	水分	33	6.4 ㎡
34	マットレス	35	分散	36	マットレスパッド
37	保温性	38	吸湿性	39	弾力性
40	汚染	41	傷み	42	シーツ
43	吸水性	44	発散性	45	丈夫
46	伸縮性	47	毛布	48	保温性
49	スプレッド	50	汚染	51	装飾
52	マットレス	53	一般マットレス	54	寝返り
55	撥水加工	56	通気性	57	体圧分散マットレス
58	褥瘡予防				

第4回　活動と休息

学習目的

　活動と休息の意義を理解し、療養生活を送る患者の活動と休息を促進するための援助を実践する力を身につける

到達目標

1．活動と休息が人間の健康にもたらす影響を説明することができる
2．人間の活動と休息に影響する要因を列挙することができる
3．様々な姿勢における不快刺激を調整し、安楽にするための条件を列挙することができる
4．対象者が良質な休息を得るために必要な援助を説明することができる

事前学習

Ⅰ．体位に関する基礎知識を習得しましょう

1．用語の定義
　　□体位：(^{1}　　　　　　　）と（^{2}　　　　　　　　）の方向がどのような関係にあるのかを示す
　　□構え：身体の各部分（（^{3}　　　　　　　）、（^{4}　　　　　　　）、（^{5}　　　　　　　））の相対的な位置関係を示す
　　□姿勢：（^{6}　　　　　　　）と（^{7}　　　　　　）の組み合わせにより決められる

2．良い姿勢の条件
　　□筋肉や関節に加わる（^{8}　　　　　　　）が少ない
　　□（^{9}　　　　　　　）が安定している
　　□（^{10}　　　　　　　）諸器官の機能が妨げられない
　　□外観が（^{11}　　　　　　　）

3．基本体位の名称と特徴

体 位	名 称	特 徴
	(12)	◆ (13)が基底面を作る ◆ 頭と体幹が重力方向と(14)に並ぶ ◆ 基底面が(15)、重心が(16) ◆ エネルギー消費が(17)
	(18)	◆ 椅子に腰を掛け、背もたれに腰背部をつけて座った姿勢
	(19)	◆ 上体を 90 度起こして、下肢を前方に伸ばした体位
	(20)	◆ 背もたれのない状態でとる座位 ◆ (21)ともいう
	(22)	◆ 頭、体幹、四肢が基底面を作る体位で、上半身を(23)度挙上した体位 ◆ 上半身の挙上が 30 度程度の体位は、 (24)という
	(25)	◆ 背部を下にして下肢を伸展させた体位 ◆ 基底面積が(26)、(27)している
	(28)	◆ 左右どちらかを下にして臥床した体位 ◆ 下になった側が右の場合は(29)、左の場合は(30)という
	(31)	◆ 顔を横に向け、うつ伏せになる体位
	(32)	◆ 上半身が腹臥位で下半身が片膝屈曲の体位

イラスト引用　伊藤明子 他著(2012): 新看護学7 基礎看護[2] 第14版, p. 56, 医学書院.
森美智子 他著(2010): 看護学入門 6巻 基礎看護Ⅰ, 第2版, p. 318, メヂカルフレンド社

Ⅱ．【課題】健康な状態における「活動」と「休息」について考えましょう

1．あなたが今朝起床してから現在までに行った「活動」を順番に挙げてみましょう。

2．あなたはどのような時に「休息したい」と感じますか？また、休息によってどのような効果が得られますか？

【「休息したい」と感じる時】

【得られる効果】

Ⅰ．活動

　1．活動とは

　　◆働き、動くこと
　　◆基本的な（¹　　　　　　　　　）をすること
　　◆（²　　　　　）すること
　　◆積極的に（³　　　　　　　　）をすること　など

　　　　　活動は、人間の（⁴　　　　　　　　）であり、休息に重点が置かれがちの患者にとっても非常に重要なものである

　2．活動（運動）の意義

　　◆（⁵　　　　　　　　　　）の維持・増進
　　◆（⁶　　　　　　）の増強、あるいは機能の維持
　　◆（⁷　　　　　　）の形成の促進、（⁸　　　　　　）の変形の予防
　　◆（⁹　　　　　　　　　）・（¹⁰　　　　　　　　　　）の促進
　　◆（¹¹　　　　　　　）への効果：気分爽快、気分転換、ストレス軽減

　　　　　身体面、精神面の効果が相乗して
　　　　　（¹²　　　　　　　　）を高める
　　　　　　　　　　　　　　　F. Nightingale

3．活動（運動）の阻害要因

身体的状態	心理的状態
♦ (13　　　　　)の構造と機能の障害	♦ (17　　　　　)や動機付け
♦ (14　　　　　)・(15　　　　　)の疾患	♦ 過去の(18　　　　　)
♦ (16　　　　)の制限	♦ 不適切な(19　　　　　)

4．活動（運動）制限による影響

- 筋・骨格系への影響：(20　　　　　)の低下、筋肉の萎縮、関節の拘縮、(21　　　　　)　など
- 循環機能への影響：循環血液量(22　　　　　)、心機能低下、起立性低血圧、深部静脈血栓症
- 呼吸機能への影響：(23　　　　　)機能の低下、呼吸筋力の低下、(24　　　　　)喀出困難　など
- 消化機能への影響：食欲不振、(25　　　　　)、腹部膨満　など
- 皮膚組織への影響：(26　　　　　)
- 精神面への影響：(27　　　　　)の低下、(28　　　　　)傾向、(29　　　　　)の不安定化

❖上記のような、安静臥床や不活動状態が持続することによって生じる様々な症状からなる状態を(30　　　　　)という。

II．休息

1．休息とは

- (31　　　　　)の運動がなく、身体のどの部分にも(32　　　　　)な緊張のない状態
- (33　　　　　)に安楽な状態
- したいことを一時休んで(34　　　　　)すること
- (35　　　　　)をとること
- 仕事などを一定期間休むこと　など

2．休息の意義

- (36　　　　　)を回復し、消費した身体の必須成分を補給し、(37　　　　　)や(38　　　　　)を回復させる
- 一時的な休養により、(39　　　　　)を蓄積させ、(40　　　　　)に向かわせる

III．活動と休息の関係

- 人間の生活は(41　　　　　)と(42　　　　　)の連続であり、ほぼ一定のリズムで繰り返されている
- 活動によって(43　　　　　)した心身は、十分な休息をとることによって回復する
- 活動と休息の(44　　　　　)が乱れると健康を損なう恐れが生じる。したがって、活動と休息の(45　　　　　)を適切に保つことが必要である

IV．活動と休息を促進する援助

1．ポジショニング
　1）ポジショニングとは
　　　対象の生理的・心理的な(46　　　　　)を目的として全身または身体の一部を(47　　　　　)

に置くこと

- 同一体位を強いられる患者の（⁴⁸　　　　　　　）や（⁴⁹　　　　　　　　）管理のための看護介入

- 四肢や体幹の（⁵⁰　　　　　　　）を調整したり、枕などの（⁵¹　　　　　　　　）を用いて安楽な体位を工夫したり、体位を（⁵²　　　　　　）したりする

2）良肢位

　仮に関節が拘縮した場合でも、日常生活を送る上で最も（⁵³　　　　　　　）で（⁵⁴　　　　　　　）の少ない肢位

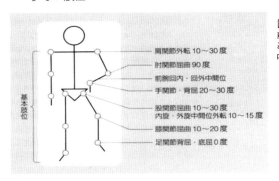

図：基本肢位と良肢位
藤崎郁他編（2009）：系統看護学講座専門分野Ⅰ
基礎看護学③　基礎看護技術Ⅱ，第15版，
p.101，医学書院．より引用

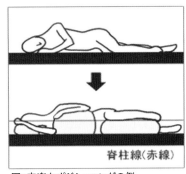

図：安楽なポジショニングの例
https://waku2chokkan.com/websem06-sokugai90 より引用

👆安楽なポジショニングへの援助のポイント

- （⁵⁵　　　　　　　　）を広くとる

- （⁵⁶　　　　　　　）を保持する

- 身体各部の「（⁵⁷　　　　　　　　）」を確保する

2．同一体位による弊害への援助

1）体位変換

- 自力で身体の（⁵⁸　　　）を変えることができない患者に対して床上で身体の（⁵⁹　　　）を変化させること

- （⁶⁰　　　　　）な体位をとり、（⁶¹　　　　　　）を和らげることで、同一体位による弊害を予防する

2）床上運動

- （⁶²　　　　　　　　　）：関節の自動・他動運動により関節拘縮を予防し、正常な関節可動域を維持するための訓練

- （⁶³　　　　　　　　　）：筋肉を使わないことによる筋力低下や筋委縮を予防するための訓練

Ⅴ．体位と活動の関係

1．ポジショニングと活動

　ポジショニングは、寝る・排泄する・活動する等、基本的な生活状況に密接に関わる。日常生活動作に応じ、適切なポジショニングを整えることから援助は始まる。

2．良いポジショニングの条件

- 筋肉や関節に加わる（⁶⁴　　　　　）が少ない

- ◆（⁶⁵　　　）が安定している⇒重心の位置が（⁶⁶　　　）、（⁶⁷　　　）、が（⁶⁸　　　）の中心に近い
- ◆（⁶⁹　　　）諸器官の機能が妨げられない
- ◆外観が（⁷⁰　　　　　）

VI．日常生活動作と体位の関係

1．活動に適した体位

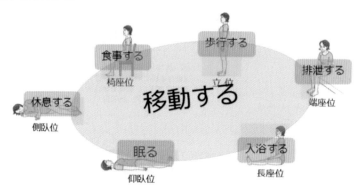

食事する　椅座位
歩行する　立位
排泄する　端座位
休息する　側臥位
移動する
眠る　仰臥位
入浴する　長座位

伊藤明子 他著（2012）：新看護学7 基礎看護[2] 第14版, p.56, 医学書院. より引用

2．「移動すること」の意義
- ◆基本的な日常生活行為を行うための手段
- ◆活動と活動をつなぎ合わせる役割を担う

VII．睡眠

- ◆睡眠は生命維持に必要な（⁷¹　　　　　　）である
- ◆（⁷²　　　　　）は活動しなければ回復するが、（⁷³　　　　）は睡眠をとらなければ回復できない
- ◆睡眠が不足することにより（⁷⁴　　　）が低下する。また、（⁷⁵　　　　　　）、（⁷⁶　　　　　　　）などの影響もある
- ◆睡眠は、生体リズムの周期で繰り返されている。「朝起きて、夜眠る」という1日のサイクルは、（⁷⁷　　　　　　　　）と呼ばれている
- ◆睡眠には、（⁷⁸　　　　　）と（⁷⁹　　　　　　）があり、レム睡眠では（⁸⁰　　　　）を見ていることが多く、骨格筋は（⁸¹　　　）する

覚醒 Wake
レム睡眠
ノンレム睡眠 浅い → 深い

実際の睡眠の推移　　睡眠評価装置（SOMNOtouch RESP）測定結果より

Ⅷ．睡眠の阻害要因

- (⁸²　　　　　　　　) の変化：室内の環境、就寝環境、多床室、医療者や同室者との人間関係
- (⁸³　　　　　　　　) の変化：生活時間の変化、就寝時間の変化
- (⁸⁴　　　　　) と (⁸⁵　　　　　) のバランス
- 身体症状：(⁸⁶　　　　　) (⁸⁷　　　　　　　)、空腹・満腹感、体位の制限　など
- 精神状態：(⁸⁸　　　　　)、(⁸⁹　　　　　)、(⁹⁰　　　　　) など
- 薬理作用：(⁹¹　　　　　　)、(⁹²　　　　　) など

Ⅸ．不眠をもたらす疾患

- (⁹³　　　　　　　　　　) ：睡眠中に無呼吸状態となる
- (⁹⁴　　　　　) などの精神疾患や周期性四肢運動障害　など

3．睡眠の援助
1．不眠症状の分類

- (⁹⁵　　　　　　　) ：消灯後入眠するまでの時間が延長し、寝つきが悪い
- (⁹⁶　　　　　　　) ：一旦入眠した後、目覚めやすく、繰り返し目が覚める
- (⁹⁷　　　　　　　) ：通常の起床時刻の 2 時間以上前に覚醒してしまう
- (⁹⁸　　　　　　　) ：睡眠時間は十分であるにも関わらず、ぐっすり眠った感覚が得られない

2．休息・睡眠の援助

- (⁹⁹　　　　　　　) の調整：室内・床内気候の調整、照度の調整、ベッド周囲の清潔、音刺激の調整
- (¹⁰⁰　　　　　　　　) ：洗面、歯磨き、部分浴（清拭）などで身体の清潔をはかる
- (¹⁰¹　　　　　　) の軽減；疼痛や掻痒感への対処
- (¹⁰²　　　　　　) の調整
- (¹⁰³　　　　) や (¹⁰⁴　　　　　) への対処

【事前学習】

1	身体軸	2	重力	3	頭部
4	体幹	5	四肢	6	体位
7	構え	8	負担	9	重心
10	内臓	11	美しい	12	立位
13	足底	14	平行	15	小さく
16	高い	17	高い	18	椅座位
19	長座位	20	端座位	21	背面開放座位
22	ファーラー位	23	45〜60	24	セミファーラー位
25	仰臥位	26	大きく	27	安定
28	側臥位	29	右側臥位	30	左側臥位
31	腹臥位	32	シムス位		

【講義】

1	日常生活	2	労働	3	スポーツ
4	基本的欲求	5	心肺機能	6	筋肉
7	骨	8	関節	9	新陳代謝
10	生理作用	11	精神面	12	自然治癒力
13	筋骨格系	14	中枢神経系	15	感覚器系
16	治療上	17	意欲	18	恐怖体験
19	環境調整	20	筋力	21	骨粗鬆症
22	減少	23	換気	24	喀痰
25	便秘	26	褥瘡	27	知的活動
28	うつ	29	情緒	30	廃用症候群
31	筋	32	随意的	33	精神的
34	休憩	35	睡眠	36	疲労
37	体力	38	気力	39	エネルギー
40	健康の回復	41	活動	42	休息
43	疲労	44	リズム	45	バランス
46	満足	47	適切な位置	48	褥瘡予防
49	心肺機能	50	位置関係	51	補助具

52	変換	53	機能的	54	不自由
55	支持基底面	56	良肢位	57	動かしやすさ
58	位置	59	姿勢	60	安楽
61	苦痛	62	関節可動域訓練	63	筋力強化訓練
64	負担	65	重心	66	低く
67	重心線	68	支持基底面	69	内臓
70	美しい	71	生理的欲求	72	肉体の疲労
73	脳の疲労	74	判断能力	75	免疫力の低下
76	傷の回復が遅れる	77	サーカディアンリズム	78	レム睡眠
79	ノンレム睡眠	80	夢	81	弛緩
82	生活環境	83	生活リズム	84	活動
85	休息	86	疼痛	87	掻痒感
88	不安	89	緊張	90	悩み
91	アルコール	92	たばこ	93	睡眠時無呼吸症候群
94	うつ病	95	入眠障害	96	中途覚醒
97	早期覚醒	98	熟眠障害	99	室内環境
100	イブニングケア	101	身体的苦痛	102	生活リズム
103	不安	104	興奮		

第 5 回　標準予防策

学習目的

看護援助を安全かつ効果的に提供するための前提となる標準予防策を身につける

到達目標

1．標準予防策の目的を説明することができる
2．標準予防策を適切に実施する上での留意事項を説明することができる

講　義

Ⅰ．標準予防策について理解して演習に臨みましょう

1．標準予防策（スタンダード・プリコーション：Standard precaution）とは

- 「全ての（¹　　　　）、（²　　　　　　）、（³　　　　）、（⁴　　　　）、（⁵　　　　　）や（⁶　　　　　）のある皮膚は（⁷　　　　　）の可能性を含んでいるとして対応する」ことを基本とした感染予防策
【米国疾病管理予防センター（Centers for Disease Control and Prevention; CDC），1996年】
- （⁸　　　　　）が判明してから対応するのではなく、患者のからだにはどのような微生物が存在しているのか不明であり、またその濃度も不明であることから、全ての患者に対して標準的な対策を講じるもの

2．標準予防策の内容

1）手指衛生

手指衛生は、医療ケア現場において病原体の伝搬を減らすための最も重要な行為の一つである。

□手指衛生の基本

- （⁹　　　　　）表面に不用意に手を触れない
- ―（¹⁰　　　　）―（¹¹　　　　　　　）
- 目に見えて手が汚れている時 → **流水**と**抗菌石鹸**で洗う
- 目に見える汚れがない（汚物や油、体液等で汚染されていない）時→ **擦式消毒用アルコール製剤**
- （¹²　　　　　）はしない

> ※テキストの動画「手洗い」「アルコール製剤による手指消毒」を繰り返し視聴しましょう

□手指衛生を実行すべき時期

① 患者と直接（¹³　　　　）する前
② （¹⁴　　　　）、（¹⁵　　　　　）、（¹⁶　　　　　）、（¹⁷　　　　）、（¹⁸　　　　　）に触れた後
③ 患者の（¹⁹　　　　）に触れた後（バイタルサインズ測定、体位変換など）
④ 同一患者のケアの際、（²⁰　　　　）部位から（²¹　　　　　）部位へ手指を移動させるとき

⑤ 患者の近くにある（²²　　　　　　　　　）や物品に触れた後

⑥ （²³　　　　　　）を外した後

2）個人防護具

　❖個人防護具着脱の原則

　　◆ （²⁴　　　　　　）や（²⁵　　　　　　）、（²⁶　　　　　　　）など湿性生体物質に触れる可能性があるときに着用する

　　◆ 外す時には、（²⁷　　　　　　）と（²⁸　　　　　　）の汚染を防止する

　　◆ 病室から出る前に個人防護具を外し、（²⁹　　　　　　）する

　□手袋

　　◆ 状況に応じた手袋を着用する

　　◆ 外す際は、汚染した面が（³⁰　　　　　　）になるよう、裏返すように外し、（³¹　　　　　　）の汚染を防ぐ

　　◆ （³²　　　　）人以上のケアに同じ手袋を装着してはならない

　　◆ （³³　　　　　　）部位から（³⁴　　　　　　）な部位に手を移動させるときには手袋を取り替える

　□ガウン、エプロン

　　◆ （³⁵　　　　　　）の保護と（³⁶　　　　　　）の汚染を防ぐために、業務に合ったガウンまたはエプロンを装着する

　　◆ （³⁷　　　　　　）、（³⁸　　　　　　）が物理的に封じ込められていない場合は装着する

　　◆ （³⁹　　　　　　）患者のケアでも再利用しない

　□口、鼻、目の粘膜の保護

　　◆ （⁴⁰　　　　　　）、（⁴¹　　　　　　）、（⁴²　　　　　　）等の飛散が予測される場合は、飛散の状況に応じてマスク、ゴーグル、フェイスシールドを使用する

3）呼吸器衛生・咳エチケット

　　未診断の感染力のある呼吸器感染症の患者、同伴家族、友人に対し、咳、充血、鼻水、呼吸器分泌物の増加といった症状のある全ての人が（⁴³　　　　　　）内に入る際に適用する。

　　◆ 咳・くしゃみ時に（⁴⁴　　　　）と（⁴⁵　　　　）を覆う

　　◆ 分泌物はティッシュペーパー等に包んで破棄する

　　◆ （⁴⁶　　　　　　）を実施する

　　◆ （⁴⁷　　　　　　　）を着用する

　　◆ 一般待合室では患者から（⁴⁸　　　　　　）以上離れる

3．個人防護具の装着

1）装着する手順

手順	留意事項
(1)（⁴⁹　　　　　）	① 十分量の薬液をてのひらに受ける ② 爪先・指先をアルコールに浸す ③ 手のひら・手の甲・指の間に刷り込む ④ 親指の付け根・手首に刷り込む
(2)（⁵⁰　　　　　）の 装着	① エプロンの上下を確認しながら広げる ② エプロン面・腰ひもを広げる ③ 腰ひもを後ろで結ぶ
(3)（⁵¹　　　）の装着	① ノーズピースに折り目をつける ② ゴムひもを耳にかける ③ ノーズピースをフィットさせる ④ 蛇腹を広げ、鼻と口を覆う
(4)（⁵²　　　）の装着	顔と眼をしっかり覆う
(5)（⁵³　　　）の装着	① 自分に合ったサイズを選択する ② 親指側を確認して手を入れる ③ 指の付け根までしっかり入れる

2）外す手順

手順	留意事項
(1)（⁵⁴　　）を外す	① 手袋の使用面が皮膚に触れないようにする ② 手袋を裏返すように外す ③ 外した手袋を、もう一方の手袋をした手の中に丸める ④ 手袋を外した指先を、もう一方の手袋の内側に挿入する ⑤ 手袋を裏返すように外す
(2)（⁵⁵　　　）	① 十分量の薬液をてのひらに受ける ② 爪先・指先をアルコールに浸す ③ 手のひら・手の甲・指の間に刷り込む ④ 親指の付け根・手首に刷り込む
(3)（⁵⁶　　　）を外す	① 外側表面に触れないように注意する ② ゴムひも部分をつまんで外す
(4)（⁵⁷　　　）を外す	① 首ひもをちぎる ② 汚染面が内側になるように腰のあたりで折りたたむ ③ 腰ひもをちぎって、汚染面が内側になるように小さくまとめて廃棄する
(5)（⁵⁸　　　）を外す	① ゴムひもを耳から外す ② マスクの表面に触れないように廃棄する 　※ 廃棄後は手指衛生を行う

第5回　解答

【講義】

1	血液	2	体液	3	便
4	尿	5	粘膜	6	傷
7	感染	8	感染	9	環境
10	処置	11	手指衛生	12	付け爪
13	接触	14	血液	15	体液
16	排泄物	17	粘膜	18	創部
19	皮膚	20	汚染	21	清潔
22	医療器具	23	手袋	24	血液
25	体液	26	粘膜	27	衣服
28	皮膚	29	廃棄	30	内側
31	手指	32	2	33	汚れた
34	清潔	35	皮膚	36	衣服
37	分泌物	38	排泄物	39	同じ
40	血液	41	体液	42	分泌物
43	医療施設	44	口	45	鼻
46	手指衛生	47	サージカルマスク	48	1 m
49	手指衛生	50	エプロン／ガウン	51	マスク
52	フェイスシールド	53	手袋	54	手袋
55	手指衛生	56	フェイスシールド	57	エプロン／ガウン
58	マスク				

第6回 【演習】ベッドメーキング

学習目的

患者の主な生活の場であるベッドを、安全で快適な状態に整える技術を身に付ける

到達目標

1. ベッドメーキングの必要物品を適切に準備することができる
2. 快適で崩れにくいベッドの特徴を述べることができる
3. 清潔なベッドを作成するための留意事項を述べることができる
4. 崩れにくい下シーツを作成することができる

事前学習

Ⅰ. ベッドメーキングの物品準備

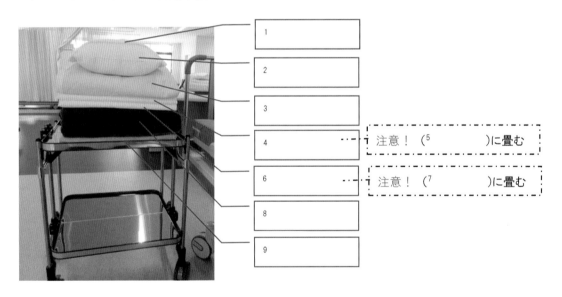

1	
2	
3	
4	注意！（5　　　　）に畳む
6	注意！（7　　　　）に畳む
8	
9	

- 使用するリネンは、ワゴンの上に使用する順番に重ねて準備する
- 畳まれたリネンの（10　　　）が手前になるように置く

Ⅱ．ベッドメーキング開始時の作業環境調整

【図示】	【ポイントを記述】

※事前学習として、ベッドメーキングの動画（3種類）を繰り返し視聴しておきましょう

Ⅲ．ベッドメーキングの実際

　デモンストレーション動画と事前学習スライドを繰り返し視聴し、ベッドメーキングの各工程における、「看護の基本的機能」を整理しましょう

1．作業の準備

環境調整	◆ ベッドの周辺機器をベッドから離し(¹¹　　　　)を確保する
	◆ リネンの(¹²　　)を手前にして、使用する順番に重ねて準備する
	◆ 上シーツは(¹³　　)に畳み直しておく
	◆ 病室の(¹⁴　　)を開ける
コミュニケーション	◆ 看護者の役割(主・副)を決める
ボディメカニクス	◆ ベッドの高さを看護者の(¹⁵　　)に合わせて調整する
	◆ 十分な(¹⁶　　　)が確保できるよう、ベッドと物品ワゴンの間隔を調整する
倫理	◆ 使用物品は必要数を過不足なく準備する
	◆ リネンを(¹⁷　　)したり(¹⁸　　)させたりした場合は正直に報告する
安全・安楽	◆ ベッドのキャスターを(¹⁹　　)し、固定されたことを確認する
	◆ 床が(²⁰　　)いないか、移動の(²¹　　)になるものがないかを確認する

２．下シーツを作成する

１）下シーツを広げる

環境調整	◆ シーツの(22　　　)をマットレスの(23　　　)に合わせてから展開する
コミュニケーション	◆ シーツを広げる際、シーツの位置がずれないように一方の看護者が押さえる
ボディメカニクス	◆ シーツを把持する間隔を(24　　　)とり、少ない回数でシーツを広げる
倫理	◆ シーツとマットレスパッドの摩擦を(25　　　)するため、空気が入らないよう、シーツを(26　　　)に引いて開く
安全・安楽	◆ マットレスパッドに(27　　　)がないことを確認してからシーツを置く ◆ 広げたシーツが(28　　　)に付かないよう注意を払う ◆ シーツに看護者のユニフォームが(29　　　)しないよう、注意を払う

２）シーツの皺を伸ばす

環境調整	◆ リネンによる(30　　　)が発生しないよう、シーツを水平に引いて皺を伸ばす
コミュニケーション	◆ パートナーと呼吸を合わせてシーツを(31　　　)方向に引いて皺を伸ばす ◆ パートナーと声を掛け合ってマットレスを持ち上げ、シーツを折り込む
ボディメカニクス	◆ 足を広げて(32　　　)を大きくとり、膝を屈曲させて(33　　　)をしながらシーツを引く
倫理	◆ マットレスの下でも皺ができないようにシーツを平らに折り込む
安全・安楽	◆ 手のひらでシーツを撫でて皺を伸ばすことは避ける ◆ シーツの(34　　　)を保ちながらマットレスの下に折り込む

３）コーナーを作成する

環境調整	◆ 看護者は、作成するコーナーの(35　　　)に立つ
コミュニケーション	◆ コーナーを折り込む際にマットレスがずれないよう、一方の看護者がマットレスを支え、(36　　　)で作成する
ボディメカニクス	◆ シーツを折り込む際、膝を(37　　　)して重心を落とす →前腕とベッドフレームの(38　　　)を小さくすることで、腕を奥まで挿入できる
倫理	◆ コーナーを構成する部分に皺ができないように、作成する
安全・安楽	◆ ベッドフレームで手や爪を損傷しないよう、シーツを折り込む際は手のひらを下に向けた(39　　　)で行う ◆ コーナーを(40　　　)に整え、崩れにくさを高める

3．上シーツを作成する

1）上シーツを広げる

環境調整	・シーツの(^{41}　　　　)をマットレスの(^{42}　　　　)に合わせて開く
	・リネンによる(^{43}　　　　)が発生しないよう、シーツを水平に引いて広げる
コミュニケーション	・シーツを広げる際、シーツの位置がずれないように一方の看護者が押さえる
ボディメカニクス	・シーツを把持する間隔を(^{44}　　　　)とり、少ない回数でシーツを広げる
倫理	・患者に触れる面が(^{45}　　　　)であることを再度確認する
安全・安楽	・広げたシーツが(^{46}　　　　)に付かないよう、注意を払う

2）タックを作る

環境調整	・看護者はタックを作る位置の(^{47}　　　　)に立つ
コミュニケーション	・パートナーと(^{48}　　　　)を合わせて、両サイドから同時に作成する
ボディメカニクス	・(^{49}　　　　)内で作成できるよう、パートナーと同時に両サイドから作成する
倫理	・両サイドの位置を合わせ、フットボードと(^{50}　　　　)になるようにタックを取る
安全・安楽	・臥床した患者の下肢がシーツに絡まないよう、タックの大きさは、(^{51}　　　　)程度で作成する
	・(^{52}　　　　)が自由に動かせるよう、臥床時の(^{53}　　　　)の位置に合わせて作成する

3）足元のコーナーを作成する

環境調整	・看護者は、作成するコーナーの(^{54}　　　　)に立つ
コミュニケーション	・パートナーと声を掛け合ってマットレスを持ち上げ、シーツを折り込む
	・コーナーを折り込む際にマットレスがずれないよう、一方の看護者がマットレスを支え、(^{55}　　　　)で作成する
ボディメカニクス	・シーツを折り込む際、膝を(^{56}　　　　)して重心を落とす
	→前腕とベッドフレームの(^{57}　　　　)を小さくすることで、腕を奥まで挿入できる
倫理	・既に作成した下シーツを崩さないように、折り込んだシーツを支えながらマットレスを持ち上げる
安全・安楽	・下シーツよりも摩擦をやや小さくし、患者の入床に伴い、適度な(^{58}　　　　)を確保するため、角は(^{59}　　　　)に整える
	・ベッドフレームで手や爪を損傷しないよう、シーツを折り込む際は手のひらを下に向けた(^{60}　　　　)で行う

4．上掛けを作成する

1）毛布を広げる

環境調整	◆ マットレスの上端から20cm程度の位置に上端を合わせて広げる
	◆ 毛布の毛が飛散しないよう、静かに広げる
コミュニケーション	◆ パートナーとタイミングを合わせて(⁶¹　　　　)から(⁶²　　　　)へ向かって広げる
ボディメカニクス	◆ 肩関節の外転を活用し、少ない(⁶³　　　　)で広げる
倫理	◆ 毛布の裏表や上下を確認しながら広げる
安全・安楽	◆ 患者が入床した時に上掛けが(⁶⁴　　　　)まで掛かるように上端の位置を調節する

2）足元のコーナーを作成する

環境調整	◆ 看護者は、作成するコーナーの(⁶⁵　　　　)に立つ
コミュニケーション	◆ パートナーと声を掛け合ってマットレスを持ち上げ、毛布を折り込む
	◆ コーナーを折り込む際にマットレスがずれないよう、一方の看護者がマットレスを支え、(⁶⁶　　　　)で作成する
ボディメカニクス	◆ 毛布を折り込む際、膝を(⁶⁷　　　　)して重心を落とす
	→前腕とベッドフレームの(⁶⁸　　　　)を小さくすることで、腕を奥まで挿入できる
倫理	◆ 既に作成したシーツを崩さないように、折り込んだシーツを支えながらマットレスを持ち上げる
安全・安楽	◆ 患者が入床に伴い、適度な(⁶⁹　　　　)ができるよう、角は(⁷⁰　　　　)に整える
	◆ ベッドフレームで手や爪を損傷しないよう、毛布を折り込む際は手のひらを下に向けた(⁷¹　　　　)で行う

3）スプレッドを掛ける

環境調整	◆ マットレスの上端にスプレッドの上端を合わせて開く
	◆ 足元のコーナーは折り込まず、サイドに垂らしておく
コミュニケーション	◆ スプレッドを広げる際、位置がずれないように一方の看護者が押さえる
ボディメカニクス	◆ スプレッドを把持する間隔を(⁷²　　　　)とり、少ない回数で広げる
	◆ スプレッドを折り込む際、膝を(⁷³　　　　)して重心を落とす
倫理	◆ リネンが全て覆われていることを確認する
安全・安楽	◆ 開いたスプレッドが(⁷⁴　　　　)に付かないように注意を払う

演 習

1．演習内容

1）標準予防策

※蛍光ローションを用いた手洗い後の「洗い残し」を確認し、自身の手洗い方法の癖や改善点を知る

※個人防護具を適切に装着する

２）ベッドメーキング：下シーツの作成

  ◆ 看護者役２名で、崩れにくい**下シーツ**を作成する

  ◆ 一組終了ごとに「上手くできた点」「改善が必要な点」「実施（見学）して感じたこと」を共有する

  ◆ 終了時刻まで役割を交替しながら繰り返し実施する

  ◆ 安定して「崩れにくい下シーツ」が作成できるようになったら、クローズドベッドの作成に取り組む

２．タイムスケジュール

時　間	スケジュール	内　容
10 分	演習準備 オリエンテーション	◆ 演習内容とスケジュールの説明 ◆ 演習中の注意事項の説明
25 分	手洗いチェック 個人防護具装着	◆ 蛍光ローションによる手洗いの「洗い残し」を確認する ◆ 洗い残しなく手洗いができた者から個人防護具を装着する
45 分	演習課題の実践	【ベッドメーキング：下シーツの作成】 ① 使用するリネンを正しく畳み直す ② 看護師役２名で協力して下シーツを作成する ③ 振り返りと改善点の検討を行い、待機者と交替する ④ 終了時刻まで繰り返し実施する
10 分	休み時間	※ 個人防護具を外し、流水・石鹸で手指衛生 ※ 次の時限が始まるまでに、個人防護具を再装着する

３．演習記録

　１）手洗い

　　　　洗い残し箇所を記録し、手洗い方法の改善点を検討しましょう

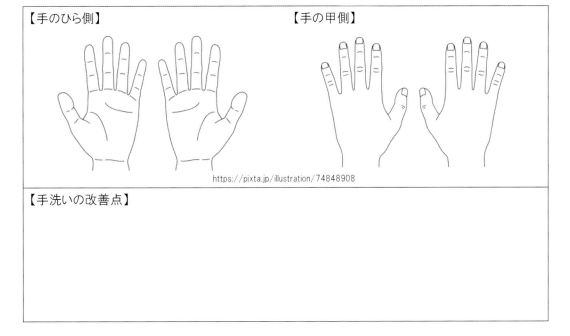

【手のひら側】　　　　　　　　　　　　　　　　【手の甲側】

https://pixta.jp/illustration/74848908

【手洗いの改善点】

2）ベッドメーキング：下シーツの作成

手順	上手くできたこと／困難に感じたこと	より崩れにくいベッド作成への改善点
①下シーツを広げる		
② シーツの皺を伸ばす		
③コーナーを作る		

【崩れにくい下シーツを作成するポイント】

①	上下左右の（¹　　　）	◆ シーツの（²　　　）と、マットレスの（³　　　）を合わせる 　そのためには・・・ ◆ シーツを正しく畳む ◆ シーツを畳む時は、シーツの（⁴　　　）と（⁵　　　）を常に意識する
②	シーツの（⁶　　　）	◆ シーツの皺は、臥床者の体動時等に（⁷　　　）となり得る ◆ コーナーを折り込む際、シーツにテンションがかかっていると角が整いやすい
③	（⁸　　　）の活用	◆ シーツとマットレスパッドの間に（⁹　　　）が入らないよう、（¹⁰　　　）方向に引いてシーツを広げる ◆ 摩擦係数を（¹¹　　　）するため、マットレスの下に織り込む部分にも（¹²　　　）を作らない ◆ コーナーを（¹³　　　）に整え、大きな重なりを作る

【事前学習】

1	枕カバー	2	枕	3	マットレスパッド
4	下シーツ	5	中表	6	上シーツ
7	外表	8	毛布	9	スプレッド
10	輪	11	作業スペース	12	輪
13	外表	14	窓	15	身長
16	支持基底面	17	汚染	18	破損
19	ロック	20	濡れて	21	障害
22	中心	23	中心	24	大きく
25	大きく	26	水平	27	歪み
28	床	29	接触	30	塵埃
31	対角線	32	支持基底面	33	重心移動
34	張り	35	正面	36	交替
37	屈曲	38	角度	39	順手
40	三角	41	上端	42	上端
43	塵埃	44	大きく	45	表面
46	床	47	正面	48	タイミング
49	至適作業域	50	平行	51	掌幅
52	足関節	53	足関節	54	正面
55	交替	56	屈曲	57	角度
58	緩み	59	四角	60	順手
61	頭側	62	足側	63	動作
64	肩	65	正面	66	交替
67	屈曲	68	角度	69	緩み
70	四角	71	順手	72	大きく
73	屈曲	74	床		

【演習】

1	対称性	2	中心	3	中心
4	中心	5	中心線	6	張り
7	障害物	8	摩擦	9	空気
10	水平	11	大きく	12	皺
13	三角				

第7回 【演習】活動と休息の援助技術

学習目的

　活動と休息の意義を理解し、療養生活を送る患者の活動と休息を促進するための援助を実践する力を身につける

到達目標

　1．様々な姿勢において生じる不快な刺激について説明することができる
　2．様々な姿勢における不快刺激を調整し、安楽にするための条件を列挙することができる
　3．対象者が良質な休息を得るために必要な援助を説明することができる
　4．「動くこと・移動すること」を援助するための機器の特徴と使用方法を説明することができる
　5．安全・安楽に「動くこと・移動すること」を援助するための注意事項を列挙することができる

事前学習

Ⅰ．車椅子の構造と機能

　1．車椅子各部の名称

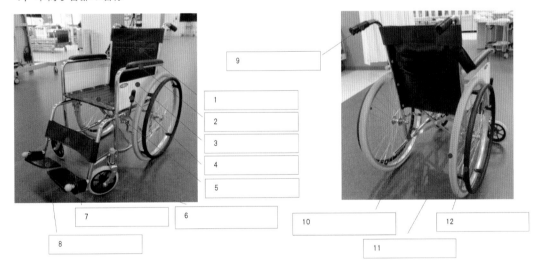

２．車椅子の広げ方/たたみ方

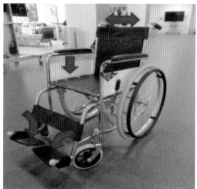

【車椅子の広げ方】
① （¹³　　　　　　）を握り、軽く左右に広げる
② （¹⁴　　　）の端の（¹⁵　　　　　）を押し下げる
③ 左右の（¹⁶　　　　　）を下げる

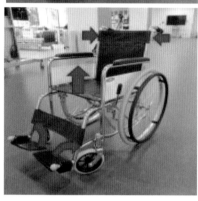

【車いすのたたみ方】
① 左右の（¹⁷　　　　　　）を上げる
② （¹⁸　　　）の前後の（¹⁹　　　　）を持ち、引き上げる
③ （²⁰　　　　　）を握り、左右から押し縮める

３．車椅子の機能の活用

　　１）ブレーキ

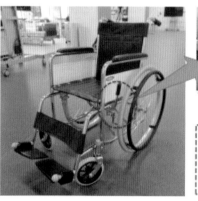

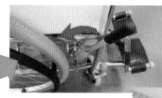

ブレーキレバーを
手前に引きます

車輪がロックされた
ことを確認します

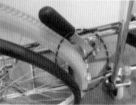

44

2）段差/溝の超え方

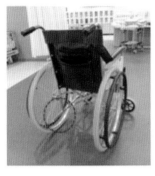 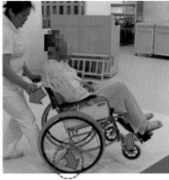

(²¹   )
を押しながら、握りを
(²²   )に引く
と、前輪が上がります。
段差や溝に前輪が引っ
掛からないよう前輪を
上げた状態で進みます。

Ⅱ．ストレッチャーによる搬送方法

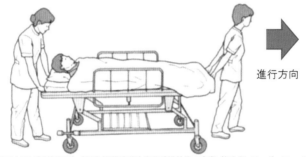

進行方向

坪井良子 他編(2005)：考える基礎看護技術Ⅱ看護技術の実際 第3版, ヌーヴェルヒロカワ, p. 90, より引用

※ 坂道での搬送方法

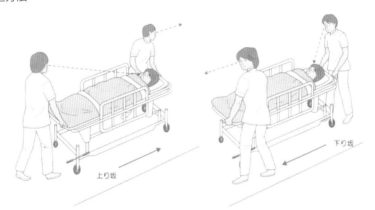

上り坂　　　下り坂

三上れつ 他編(2007)：演習・実習に役立つ基礎看護技術 第3版, ヌーヴェルヒロカワ, p. 103, より引用

Ⅲ．移動の援助における看護の基本的機能

1．環境調整

- 十分な（²³　　　　　　）を確保する
- （²⁴　　　　　　）床
- （²⁵　　　　　）、（²⁶　　　　　　　）履物
- （²⁷　　　　　）の調整

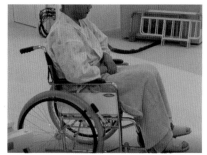

掛け物で寒冷刺激を遮る

看護動作を妨げないよう、ベッド周辺設備の位置を調整する

足にフィットし、滑りにくい履物

床が濡れていないこと、障害物がないことを確認する

患者の移動が最小になる位置に車椅子を配置する

患者の足底が付く高さにベッドの高さを調整する

2．コミュニケーション

- 患者の（²⁸　　　　）の確認
- （²⁹　　　　　　　　）の活用（ジェスチャー、表情、筋緊張 など）
- 患者の身体への触れ方：（³⁰　　　　　　）や（³¹　　　　）を使い、支えるように触れる（指で掴まない）

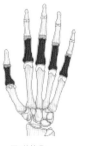

図：基節骨
http://www.i-l-fitness-
jp.com/comment/ka/ki-proximal-
phalanx.html より引用

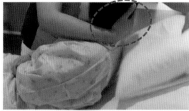

手掌全体で頭部を支える

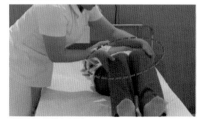

基節骨部で下肢を支える

3．ボディメカニクス

- 摩擦の活用（動く対象は摩擦を（³²　　　　）、援助者は摩擦を（³³　　　　）する）
- 援助する側 される側 両者の（³⁴　　　　）の安定
- （³⁵　　　　　　　　）で、（³⁶　　　　　　　　）を用いた動作
- （³⁷　　　　　　　　）の活用

【仰臥位から側臥位への体位変換の援助の例】

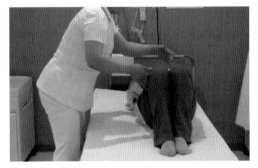
患者の支持基底面を小さくし、摩擦を小さくする

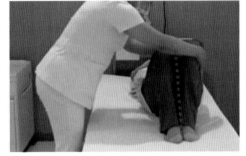
膝を深く屈曲させ、トルクを活用する

【仰臥位から長座位への体位変換の援助の例】

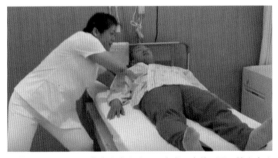
前腕とマットレスの角度を小さくし、患者の身体の下へ腕を奥まで挿入する

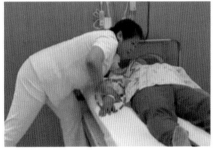
肘を支点とし反対側の肩を引き寄せる膝を屈曲し、重心移動を活用する

4．倫理

- 十分な説明を行った上で、患者の（³⁸　　　　　　　）を尊重する
- 患者が抱く「申し訳ない」という気持ちへの配慮
- 身体の状態や治療段階に応じた（³⁹　　　　　　）

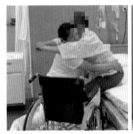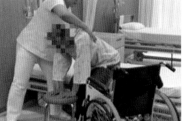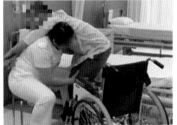
患者の状態に応じた、援助方法選択の一例

5. 安全・安楽

  - (⁴⁰　　　　) をしない：「一人でできる」、「一人でも大丈夫」と (⁴¹　　　　) しない

  - 搬送の (⁴²　　　　) や (⁴³　　　　)、見える (⁴⁴　　　　) の違いへの配慮

  - 方向転換時の (⁴⁵　　　　　　) への配慮

  - 次の動作を考慮した援助

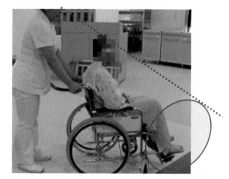

患者の足先は看護師から見えにくい

演　習

1．演習内容

  1）活動と休息の援助①：体位変換・移送

  - 看護者役と患者役を決めて、「仰臥位から端坐位への体位変換」、「車椅子への移乗」、「車椅子での移送」、「車椅子からベッドへの移乗」を体験する

  - 役割を交替して、看護者役、患者役それぞれの立場から「良かった点」、「改善が必要な点」を共有する

  2）活動と休息の援助②：ポジショニング

  - 「仰臥位→ファーラー位」への体位変換時および、「側臥位」におけるポジショニングを行う

  - 患者の感想や表情、筋の緊張から、体位の安楽性を分析し、より安楽な体位への工夫を行う

2．タイムスケジュール

時　間	スケジュール	内　容
5 分	演習準備	• 個人防護具の装着 • 学習目的・到達目標の共有 • 演習の進め方の確認 • 演習中の注意事項の説明（感染予防、事故防止、教員の活用 等）
40 分	演習課題の実践①	【活動と休息の援助①：体位変換・移送】 ① 教員のデモンストレーションを視聴する ② グループで役割を交替しながら一連の技術を体験する ③ 患者役の感想を確認しながら、技術を振り返り、「良かった点」と「改善が必要な点」を共有する
35 分	演習課題の実践②	【活動と休息の援助②：ポジショニング】 ① 患者役を 1 名決め、患者役はベッドに臥床する ② 指定の体位でのポジショニングを行う ③ 体位の安楽性を分析し、より安楽な体位になるよう、工夫する
10 分	後片付け 環境整備	• 使用したリネンは、規定通りに畳み、ランドリーバッグに入れる • ベッド及び周辺設備の原状回復・環境整備 • 個人防護具を除去・廃棄し、衛生学的手洗い後、退出

3．演習記録

1）体位変換・移乗・移送

デモンストレーション視聴時に理解したポイント、実際に体験して理解した留意事項を整理しましょう

場面	理解した留意事項
① 仰臥位から側臥位への体位変換	
② 側臥位から端坐位への体位変換	
③ 車椅子⇔ベッドの移乗	
④ 車椅子での移送	

2）ポジショニング

① 長時間、同一体位をとった場合、身体の「どこに」「どのような」苦痛が生じるのか、体験しましょう

② 各体位で生じる「苦痛」を軽減するための四肢の位置や姿勢を検討しましょう

③ 各体位をより安楽に保つために、安楽枕やクッションの活用方法を検討しましょう

体位	苦痛が生じる部位の検討	四肢や姿勢の工夫	安楽枕の活用
ファーラー位			
側臥位			

図は 森美智子著(2010): 看護学入門 6 巻 基礎看護 I , 第 2 版, メヂカルフレンド社, pp. 317-318. より引用

【事前学習】

1	バックレスト	2	アームレスト	3	スカートガード
4	駐車ブレーキ	5	シート（座面）	6	キャスター（前輪）
7	レッグレスト	8	フットレスト	9	グリップ
10	ティッピングレバー	11	駆動輪（後輪）	12	ハンドリム
13	グリップ	14	座面	15	パイプ
16	フットレスト	17	フットレスト	18	座面
19	中央部	20	グリップ	21	ティッピングレバー
22	手前下方	23	作業スペース	24	滑りにくい
25	滑りにくく	26	脱げにくい	27	温度刺激
28	要望	29	非言語的手段	30	基節骨部
31	手掌	32	小さく	33	大きく
34	姿勢	35	至適作業域	36	大きな筋群
37	物理的作用	38	自己決定	39	方法の選択
40	無理	41	過信	42	速度
43	方向	44	景色	45	遠心力

第8・9回 【演習】患者が臥床しているベッドのシーツ交換

学習目的

ベッド上で生活する患者の生活環境を清潔な状態に保つために必要な援助を理解する

到達目標

1. 患者が臥床しているベッドのシーツ交換における適切な環境調整について説明することができる
2. 患者が臥床しているベッドのシーツ交換における効果的なコミュニケーションについて説明することができる
3. 患者が臥床しているベッドのシーツ交換における効果的なボディメカニクスの活用について説明することができる
4. 患者が臥床しているベッドのシーツ交換において、必要な倫理的配慮について説明することができる
5. 患者が臥床しているベッドのシーツ交換における、安全・安楽のための注意事項を列挙することができる

演 習

1. 演習内容
   - 看護者役（2名）と患者役の役割を決めて、患者が臥床しているベッドの下シーツの交換を実践する
   - 実践を振り返り、看護の基本的機能（環境調整、コミュニケーション、ボディメカニクス、倫理、安全・安楽）5つの視点で「良かった点」と「改善が必要な点」を検討し、役割を交替しながら繰り返し実施する

2. 事前学習
   - デモンストレーション動画を繰り返し視聴する
   - 次頁の「事前学習」欄に、各工程におけるポイントや留意事項をまとめる

3．タイムスケジュール

時　間	スケジュール	内　容
10分	演習準備 オリエンテーション	• 演習内容とスケジュールの説明 • 演習中の注意事項の説明
15分	実践準備	• 役割・順番調整 • 個人防護具装着／患者役準備 • 必要物品の準備
50分	演習課題の実践	• 看護者①（ベッド右側）、看護者②（ベッド左側）、患者役の役割を明確にし、演習課題に取り組む • 1組終了毎に振り返りを行う • 役割を交替しながら繰り返し課題に取り組む
15分	ポイント解説	• デモンストレーション動画を用い、各工程のポイントを共有する
10分	休み時間	• 個人防護具を外し、流水・石鹸で手指衛生 • 身だしなみの再調整 • 水分補給、排泄等
50分	演習課題の実践	• 演習前半の振り返り、ポイント解説で理解したことを活かしながら、技術の向上および改善に努める • 演習記録を整理する
40分	演習のまとめ 片付け 課題の確認	• グループ内で、学習内容を共有する • 使用した物品を適切に片付ける • リアクションペーパーの記述・提出

事前学習および演習記録

1）デモンストレーション動画を繰り返し視聴し、各工程において「何を」「何のために」行うのか、「説明」欄に整理しましょう

2）各工程におけるポイントや留意事項について、「看護の基本的機能」を意識しながら整理しましょう
　　例】「看護者の至適作業域で作業が行えるようにベッドの高さを高くする（環境調整）（ボディメカニクス）」

【援助の工程および留意事項】

1．患者への説明

説明	

留意事項	事前学習	演習記録

2．作業の準備

説明		
	事前学習	演習記録
留意事項		

3．下シーツをマットレスから引き出す

説明		
	事前学習	演習記録
留意事項		

4．仰臥位から側臥位への体位変換

説明		
	事前学習	演習記録
留意事項		

5．手前半分の元のシーツを丸め、新しい下シーツを敷く

説明		
留意事項	事前学習	演習記録

6．反対側の側臥位への体位変換

説明		
留意事項	事前学習	演習記録

7．元の下シーツを除去し、残り半分の下シーツを作成する

説明		
留意事項	事前学習	演習記録

8．作業後の環境調整

説明		
留意事項	事前学習	演習記録

9．患者への説明

説明		
留意事項	事前学習	演習記録

演習の感想・本技術における自身の課題

第10回　清潔を保つ/衣生活

学習目的

自力で清潔を保つことが困難な対象の清潔を保持するための技術を身につける事ができる

衣生活の意義を理解し、療養中の患者への衣生活の援助に関連する技術を身につける事ができる

到達目標

1. 皮膚の構造と働きについて説明することができる
2. 身体の清潔を保持する意義を説明することができる
3. 身体の清潔を保つ援助における留意事項を説明することができる
4. 衣服の機能および衣生活の意義について説明することができる
5. 療養中の患者における理想的な衣生活の条件を列挙することができる

事前学習

1. 清潔を保つ

【課題】：日常生活における「清潔行動」

■あなたの昨日一日の生活において、「身体を清潔にする」ために行った活動を順番に挙げてください。

```



```

■上記の活動のうち1つを選択し、自分なりの「こだわり」や「習慣」を教えてください。

選択した活動：（　　　　　　　　　　　　　）

「こだわり」や「習慣」

```



```

1. 清潔とは

　　全身を覆う外皮から、以下のものを取り去った状態を、からだが「清潔」な状態という。

　　◆ （¹　　　　　　　　）によって生じた（²　　　　）、（³　　　　）、（⁴　　　　　）

　　◆ 外部から付着した汚れ

　　◆ 皮膚の角化によってできた（⁵　　　　）や（⁶　　　）

2. 皮膚の構造と垢の発生

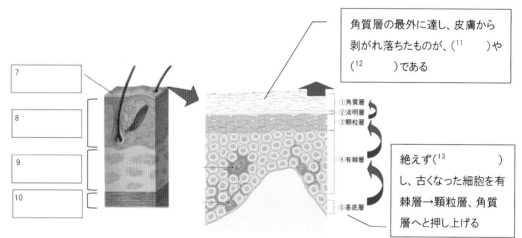

角質層の最外に達し、皮膚から剥がれ落ちたものが、（¹¹　　　）や（¹²　　　）である

絶えず（¹³　　　　）し、古くなった細胞を有棘層→顆粒層、角質層へと押し上げる

図は、デジタルナーシンググラフィカ 2018, 1巻 解剖生理学, p. 70 より引用

3. 皮膚の構造と分泌物

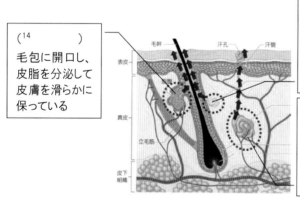

（¹⁴　　　　）
毛包に開口し、皮脂を分泌して皮膚を滑らかに保っている

汗腺（¹⁵　　　　　　　　）
　思春期になって分泌が始まる。汗孔が毛包に開口している
　腋窩や会陰部などに開口し、微生物の分解による特有の悪臭がある

汗腺（¹⁶　　　　　　　　）
　真皮層で汗を産生し、汗管を通って汗孔から分泌する
　身体の至る所に分布し、無色・透明での汗を分泌し、体温調節の役割を担う

図は伊藤明子他著：新看護学 第7巻, 基礎看護［2］基礎看護技術, 医学書院, 2012 より引用

4. 皮膚の機能

　　◆ （¹⁷　　　　　　　　）作用：物理的衝撃、科学的有害物質、細菌、紫外線、乾燥から深部組織を保護

　　◆ （¹⁸　　　　　　　　）作用：熱産生と熱放散による調節

　　◆ （¹⁹　　　　　　　　）作用：水分、塩化ナトリウム、尿素などの老廃物の排泄

　　◆ （²⁰　　　　　　　　）：触・圧覚、痛覚、温覚、冷覚を受容

- （²¹　　　　　　　　）：表皮と毛孔から物質を生体内に吸収
- （²²　　　　　　　　） 産生：紫外線を吸収して産生

Ⅱ．衣生活

1．衣生活とは

衣類は、直接身体に接し、人体の各部を覆うことによって、外界の（²³　　　　　　）から身体を（²⁴　　　　　　　）するとともに、（²⁵　　　　　　）や（²⁶　　　　　　　）、（²⁷　　　　　　）の象徴、あるいは（²⁸　　　　　　）や（²⁹　　　　　　　）などの手段でもある

2．寝衣各部の名称

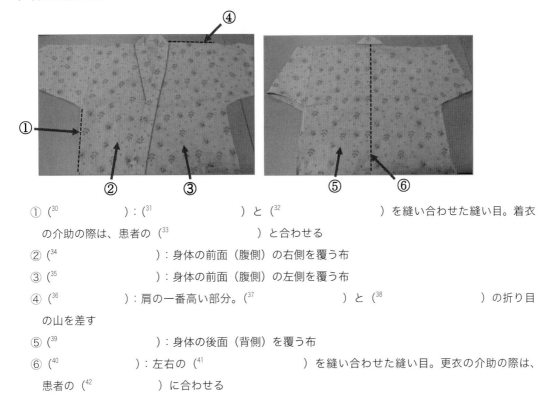

① （³⁰　　　　　　　　）：（³¹　　　　　　　　　）と（³²　　　　　　　　　　）を縫い合わせた縫い目。着衣の介助の際は、患者の（³³　　　　　　　　）と合わせる

② （³⁴　　　　　　　　）：身体の前面（腹側）の右側を覆う布

③ （³⁵　　　　　　　　）：身体の前面（腹側）の左側を覆う布

④ （³⁶　　　　　　　）：肩の一番高い部分。（³⁷　　　　　　　　）と（³⁸　　　　　　　　　　）の折り目の山を差す

⑤ （³⁹　　　　　　　　）：身体の後面（背側）を覆う布

⑥ （⁴⁰　　　　　　　）：左右の（⁴¹　　　　　　　　）を縫い合わせた縫い目。更衣の介助の際は、患者の（⁴²　　　　　　　）に合わせる

3．寝衣交換時に行う工夫

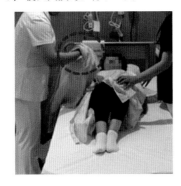

袖や裾に四肢を通す時には、予め袖（裾）を手繰っておき、患者の手（足）を包むように把持した状態で袖（裾）に通す

このようにすることで、寝衣と皮膚の（⁴³　　　　　　　）が最小限にでき、指が袖口や縫い線に引っかかることを回避するこができる

この工夫を（⁴⁴　　　　　　）という

4．衣生活の援助におけるルール

◆ 和式の寝衣は（⁴⁵　　　　　）に着せる　（自分から見て「（⁴⁶　　　　　）前身ごろが（⁴⁷　　　　　）」
という意味）

◆ 紐は（⁴⁸　　　　　）にならないようにする

講　義

【清潔を保つ】

Ⅰ．身体の清潔を保持する意義

1．身体の清潔が保たれない場合に生じる不利益

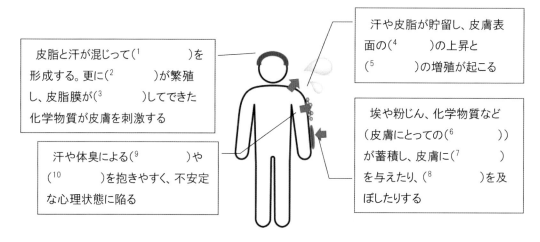

皮脂と汗が混じって（¹　　　　　）を形成する。更に（²　　　　　）が繁殖し、皮脂膜が（³　　　　　）してできた化学物質が皮膚を刺激する

汗や皮脂が貯留し、皮膚表面の（⁴　　　　　）の上昇と（⁵　　　　　）の増殖が起こる

埃や粉じん、化学物質など（皮膚にとっての（⁶　　　　　））が蓄積し、皮膚に（⁷　　　　　）を与えたり、（⁸　　　　　）を及ぼしたりする

汗や体臭による（⁹　　　　　）や（¹⁰　　　　　）を抱きやすく、不安定な心理状態に陥る

2．清潔を保つことの意義

生理的意義	◆ 皮膚・粘膜の（¹¹　　　　　）を促進し、機能を維持する ◆ （¹²　　　）を予防する ◆ （¹³　　　　　）を促進し、皮膚からの（¹⁴　　　　）を促す ◆ 身体各部を刺激し、（¹⁵　　　）・（¹⁶　　　　）の運動を促す ◆ （¹⁷　　　　）を促進する
心理的意義	◆ （¹⁸　　　　）により、健康観を高める ◆ （¹⁹　　　　）が図れる ◆ （²⁰　　　　）の亢進につながる ◆ 自身の（²¹　　　　）に満足が得られる
社会的意義	◆ （²²　　　　）を円滑にする ◆ 積極的な（²³　　　　）への原動力になる ◆ 清潔を保つ方法などは（²⁴　　　）の継承につながる

Ⅱ．身体の清潔を保つ方法

1．身体各部位の汚れの原因と清潔を保つ方法

身体の部位	汚れの原因	清潔を保つ方法
皮膚・頭皮・頭髪	角質層の脱落(フケ)、汗、皮脂	(25　　　　)、(26　　　　　　)、(27　　　　)、(28　　　　)
尿道口	尿	(29　　　　　　　　　)、(30　　　　　)
膣口	膣分泌物、経血	
肛門	便、直腸粘液	
眼窩	流涙、眼脂	(31　　　　)、(32　　　　　)
耳腔	耳垢	(33　　　　)、(34　　　　　)
口腔	口腔粘液、痰、食物残渣、歯垢	(35　　　)、(36　　　　　　)、(37　　　　　)

2．身体を清潔にする方法とその効果

清潔の種類		方法	効果
入浴		全身を浴槽内の湯に浸け、汚れを落とす	◆ (38　　　　　)の促進 ◆ (39　　　　)回復
シャワー浴		シャワーの湯で汚れを洗い流す	◆ 全身への負担が入浴に比べて (40　　　　)
部分浴	手浴	湯に手を浸して洗う	◆ 生理的影響が少ない ◆ (41　　　)作用による筋緊張の緩和
	足浴	湯に足を浸して洗う	◆ (42　　　　　)効果
清拭	全身清拭	全身を石鹸や温湯などを使って拭く	◆ (43　　　　)が少ない ◆ 体力が低下している患者にも適応できる
	部分清拭	身体を部分的に拭く	◆ (44　　　　)が著しく、短時間で実施したいときに有効
	口腔清拭	水で口をすすぐ 歯ブラシなどで歯を磨く	◆ (45　　　)の予防 ◆ (46　　　)の予防
洗髪		湯や洗剤などを使って毛髪・頭皮を洗う	◆ 汚染・搔痒感の除去 ◆ 頭皮刺激による(47　　　)の促進

Ⅲ．身体の清潔を保つための援助方法の選択

◆ (48　　　　　) の程度

◆ 清潔を保つために必要な(49　　　　) がどの程度行えるか

◆ どの程度の(50　　　) に耐えられる状態であるか

- ◆ 治療による（⁵¹　　　　　　　）の有無と程度
- ◆ 対象者本人の（⁵²　　　　　　　）

Ⅳ．身体の清潔の援助における留意事項

- ◆ （⁵³　　　　　　　　　）の調整
- ◆ （⁵⁴　　　　　　　　）への配慮
- ◆ （⁵⁵　　　　　　　　　　）への反応の観察
- ◆ 皮膚・粘膜への（⁵⁶　　　　　）の調整
- ◆ （⁵⁷　　　　　　　）の除去
- ◆ 対象者の（⁵⁸　　　　　）・（⁵⁹　　　　　　　　　　）への配慮

【衣生活】

Ⅰ．衣服の生活活動上の機能

- ◆ 日常の活動に応じた（⁶⁰　　　　　　）

  例】TPOに応じた衣服の選択
- ◆ （⁶¹　　　　　　　　）の向上と（⁶²　　　　　　）の最小化

  例】作業服や運動着等の身体の動かしやすさ

  > 衣服は、着心地や生活効率の増進に影響し、健康面との関わりが大きい

- ◆ （⁶³　　　　　）の促進

  例】病衣や寝衣など、ゆったりして休息しやすいもの

Ⅱ．衣生活の意義

- ■ 生理的意義：（⁶⁴　　　　　　　　　）の補助、身体の（⁶⁵　　　　　　）、身体の（⁶⁶　　　　　）など
- ■ 心理的意義：（⁶⁷　　　　　　　　）、（⁶⁸　　　　　　　　）など
- ■ 社会的意義：（⁶⁹　　　　　　）への適応、日常生活の（⁷⁰　　　　　　　）など

Ⅲ．衣生活と健康の関係

1．健康と衣服

- ■ 適切な材質
- ◆ （⁷¹　　　　　　　　）、（⁷²　　　　　　　　）、含気性、（⁷³　　　　　　　）、耐熱性のあるもの、帯電性がないもの
- ◆ かぶれなどを生じさせる（⁷⁴　　　　　）のあるもの、（⁷⁵　　　　　）なものは避ける
- ■ 衣服による障害
- ◆ 襟と頸の摩擦や圧迫による（⁷⁶　　　　　　　）、化学物質による（⁷⁷　　　　　　）や（⁷⁸　　　　　　　）反応
- ■ 適切なデザイン
- ◆ 楽で無理のないデザイン、（⁷⁹　　　　　　　　）や（⁸⁰　　　　　　）の妨げにならないもの

2．衣服の選択条件と理由

視 点	理 由
通気性	体熱の(^{81}　　　　)や衣服内の(^{82}　　　　　　　　)を保つのに関係する
保温性	繊維の(^{83}　　　　　　　)に関係し、湿潤すると保温性が(^{84}　　　　　)する
含気性	含気性の大小が(^{85}　　　　)に関係する
吸湿性	適切な吸湿性があると、快適な(^{86}　　　　　　　　)がつくられる
重さ・厚さ	重量が大きく厚いと(^{87}　　　　　)を阻害する
圧縮性	圧縮性が大きいと(^{88}　　　　)がしやすく、(^{89}　　　　　)の緩和にも役立つ
化学性	皮膚を(^{90}　　　)し、感受性の強い人に害を与える恐れ
感触	肌触りは(^{91}　　　　)に関係する
強さ	洗濯への(^{92}　　　　)と関係する
染色性	色彩は心理面に影響を及ぼす。(^{93}　　　　)は鎮静効果がある
動作の容易さ	自由度、(^{94}　　　　　)、(^{95}　　　　　　)
心理的満足	外観、(^{96}　　　　　)、(^{97}　　　　　)

3．理想的な病衣の条件

- (^{98}　　　　　　　)、(^{99}　　　　　　　)、(^{100}　　　　　　　　)のあるもの
- 薄く、(^{101}　　　　　　)もの
- 肌触りよく、(^{102}　　　　　　)や(^{103}　　　　　　　)が少ないもの
- (^{104}　　　　　)が容易なもの
- ゆったりした、(^{105}　　　　　　　　　　)型のもの　（締め付けがない、苦痛がない）
- (^{106}　　　　　)ないもの
- 療養に支障がないもの　（ADL拡大に役立つ、看護や処置を受けやすい）

Ⅳ．寝衣交換の援助の必要性

- (^{107}　　　　　　)した時：　汗、分泌物、血液・滲出液、吐物、排泄物、薬品、食べこぼし　など
- (^{108}　　　　　　)のある時：　日常生活の(^{109}　　　　　　　　)の変化に伴って
- 特殊な着衣に更衣する必要がある時：検査、手術　など
- その他：患者の希望、患者のそれまでの習慣　など

Ⅴ．寝衣交換の援助が必要な対象

- (^{110}　　　　　　　)がある
- 治療に伴う(^{111}　　　　　　　　)（安静制限）がある
- (^{112}　　　　)が低下しており、姿勢の保持や更衣に関連する動作が困難
- (^{113}　　　　　　　　)により、更衣に関連する動作が困難
- (^{114}　　　　　)や(^{115}　　　　　　　)が強い

第10回　解答

【事前学習】

1	新陳代謝	2	皮脂	3	汗
4	分泌物	5	落屑	6	垢
7	表皮	8	真皮	9	皮下組織
10	筋層	11	垢	12	フケ
13	細胞分裂	14	脂腺	15	アポクリン腺
16	エクリン腺	17	体外保護	18	体温調節
19	分泌（排泄）	20	感覚受容	21	経皮吸収
22	ビタミンD	23	環境	24	保護
25	伝統	26	習慣	27	秩序
28	装飾	29	自己表現	30	脇線
31	前身ごろ	32	後ろ身ごろ	33	腋窩線
34	右前身ごろ	35	左前身ごろ	36	肩山
37	前身ごろ	38	後ろ身ごろ	39	後ろ身ごろ
40	背縫い	41	後ろ身ごろ	42	脊柱
43	摩擦	44	迎え袖	45	右前
46	右	47	手前	48	縦結び

【講義】

1	皮脂腺	2	微生物	3	酸化
4	pH	5	細菌	6	異物
7	刺激	8	悪影響	9	不快感
10	羞恥心	11	新陳代謝	12	感染
13	血液循環	14	排泄	15	骨
16	関節	17	腸蠕動	18	爽快感
19	気分転換	20	生活意欲	21	審美観
22	対人関係	23	社会活動	24	文化
25	入浴	26	シャワー浴	27	清拭
28	洗髪	29	部分清拭	30	洗浄
31	洗眼	32	清拭	33	耳かき
34	清拭	35	含嗽	36	口腔清拭
37	歯磨き	38	血液循環	39	疲労

40	少ない	41	温熱	42	リラクセーション
43	身体的負担	44	体力低下	45	口臭
46	二次感染	47	血行	48	汚染
49	活動	50	負担	51	制限
52	希望	53	温度刺激	54	羞恥心
55	エネルギー負担	56	刺激	57	洗浄剤
58	習慣	59	こだわり	60	選択
61	作業能率	62	疲労	63	安楽
64	体温調整	65	保護	66	清潔
67	自己表現	68	心理的満足	69	社会生活
70	けじめ	71	通気性	72	保温力
73	吸湿性	74	刺激	75	有害
76	皮膚障害	77	過敏症	78	アレルギー
79	生理的機能	80	動作	81	放散
82	空気の清浄	83	熱伝導率	84	低下
85	保温	86	衣服気候	87	身体活動
88	動作	89	衝撃	90	刺激
91	快感	92	耐性	93	淡色
94	ゆとり	95	着脱	96	好み
97	着心地	98	通気性	99	吸湿性
100	保温性	101	軽い	102	装飾
103	縫い目	104	着脱	105	リラックスできる
106	着崩れ	107	汚染	108	臭気
109	活動内容	110	意識障害	111	活動制限
112	筋力	113	運動機能障害	114	疼痛
115	不快症状				

第11回 【演習】清潔を保つ援助におけるハンドリング／寝衣交換

学習目的

自力で清潔を保つことが困難な対象の清潔を保持するための技術を身につけることができる

到達目標

1. 臥床患者の寝衣交換の援助における留意事項を、看護の基本的機能に沿って説明することができる
2. 患者の安全・安楽・自立に配慮して、寝衣交換の援助を実践することができる
3. 自身が行った寝衣交換の援助に対して、看護の基本的機能に沿って評価することができる

事前学習

【課題】 臥床したまま寝衣の着脱をしてみましょう。

■上衣を脱ぐ際、最も大変だった工程はどこですか

■上衣を着る際、最も大変だった工程はどこですか？

■下衣を着脱する際、最も大変だった工程はどこですか？

【寝衣交換の援助における留意事項を整理しましょう】

1．物品の準備

ベッド周辺の設備の位置を調整し、(³　　　　　　)を確保する

(⁴　　　　　)のない必要物品を、使用する順番に重ねておく

これから行うことを説明する
患者に(¹　　　　　　)を説明する
患者に(²　　　　　　)を説明する

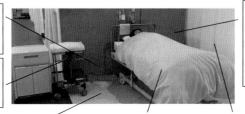

看護者が移動するスペースが確保されていることを確認
床が(⁵　　　　)いたり、(⁶　　　　　)になるものがないことを確認

ベッドの高さを看護者の身長に合わせて調整し、(⁷　　　　)がロックされていることを確認する

すきま風の遮断と人目からの遮蔽のために(⁸　　　　)や(⁹　　　)を設置する

2．上掛けの調整

パートナーと呼吸を合わせ、(¹⁴　　　　　)に掛け替えを行う

(¹⁵　　　)や(¹⁶　　　)が発生しないように、タオルケットを上掛けの上に静かに広げる

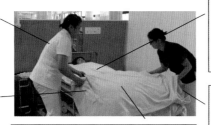

タオルケットを(¹³　　　)の位置に合わせて展開する
可能ならばタオルケットの端を患者に握ってもらう

腰を落とし上腕とベッド表面の角度を小さくして、(¹⁷　　　　　　)に上掛けを引くと、病床内の(¹⁸　　　)が少なくなる

上掛けを掛け替える目的を説明する
・(¹⁰　　　　　　)を防ぐ
・(¹¹　　　　　　　)の保護
・体位変換時の(¹²　　　　)軽減

3．片側（手前側）の脱衣

上衣の紐を解き、(¹⁹　　　　)を上方に引き上げながら、(²⁰　　　　)を肩関節から外す

肘関節を屈曲した状態で肩関節を外転させながら、袖口から肘関節〜手関節を抜く
(²¹　　　)関節→(²²　　　)関節→(²³　　　)関節の順に脱ぐ

患者の表情、看護師の動き全体を観察しながら、(²⁶　　　　)や(²⁷　　　　)を行う

突発的な患者の(²⁸　　　)に備え、患者から目を離さず、体幹の中央あたりに立ち位置をとる

衣服の(²⁴　　　)を作りながら、(²⁵　　　)の動きを誘導し、アームホールや袖口を通す
（無理に通そうとすると、却って関節が固定されてしまうので注意）

4．脱いだ側の上肢に袖を通す

袖を短くまとめ、「(²⁹　　　)」で
(³⁰　　　)関節→(³¹　　　)関節→
(³²　　　)関節の順に袖を通す

(³³　　　　　)をした手で患者の指
を窄めるように包み、患者の手を引き
出しながら、反対の手で袖を引き上
げる

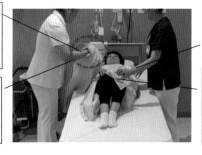

次の援助（体位変換）に備
えて(³⁴　　　　　)
を調整した場合、患者の体
位が不安定になるので、手
を添えておく

患者の上肢を動かした際に
ずれた(³⁵　　　)を調整
し、肌が不要に(³⁶　　　)し
ないようにする

5．体位変換〜寝衣の処理

交換した寝衣と脱いだ寝衣
がなるべく(³⁷　　　　)よ
うに注意する

脱いだ寝衣の肌が触れてい
た面を(³⁸　　　)にして丸
め、体幹とマットレスの隙間
へ押し込む

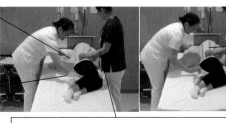

左右対称に着衣でき
るよう、交換した寝衣
の(³⁹　　　)と患者
の(⁴⁰　　　)、
(⁴¹　　　)と
(⁴²　　　)の位置を
合わせる

側臥位の患者を支えながら、(⁴³　　　)で行われ
ている援助の進捗を伝える

6．手前側への体位変換

後ろ身ごろに皺が寄ら
ないよう張り、反対側
の前身ごろと袖をまと
め、体幹に沿わせる

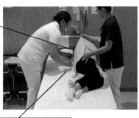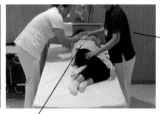

患者の突発的な
体動に備え、体幹
の中央あたりに立
ち位置をとる

患者が臥床する位置に(⁴⁴　　　　)
が落ちていないこと、(⁴⁵　　　)がない
ことを確認する

背部方向（見えない方向）への体位変換となるため、
(⁴⁶　　　)と(⁴⁷　　　)を同時に行い、速度を落として変換
する

7．脱いだ寝衣の処理

患者のそばを離れる
時は、患者の体位が
(⁴⁸　　　)しているこ
と((⁴⁹　　　　　)
が広く確保されている
こと)を確認する

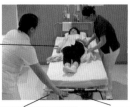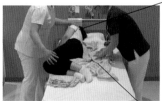

側臥位時は患者の体
位を支え、パートナーの
(⁵²　　　　)
の確保と患者の
(⁵³　　　)を図る

脱いだ寝衣を(⁵⁰　　　)でワゴンに置
くことができるよう、ワゴンの位置を調整する
((⁵¹　　　　)を通さない)

脱いだ寝衣はワゴンの(⁵⁷　　　)
か(⁵⁸　　　　)へ入れる

肌に触れていた面を(⁵⁴　　　)
にして、(⁵⁵　　　)から
(⁵⁶　　　)方向へ丸める

8. 後ろ身ごろを広げる

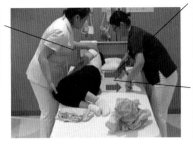

患者の体位を支えながら、背部で実施されている援助の進捗を伝え、患者に協力を求める（59　　　　）を行う

身ごろの皺を伸ばす時、寝衣を（60　　　　）で把持することで、身ごろを体幹に被せる時に（61　　　　）が直接触れることを回避できる

肩甲骨の高さ、骨盤の高さの身ごろを（62　　　　）に引いて皺を伸ばすことで、（63　　　　　　　）に着衣できる

9. 仰臥位へ体位変換し、袖を通す

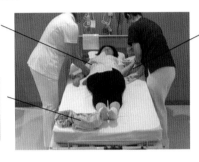

患者の（64　　　　　　　　）を広く戻し、安定した体位で袖を通す

次の援助に速やかに移行できるよう、下衣の裾を通しやすいように準備しておく

（65　　　　）をした手で患者の関節の動きを誘導しながら、反対の手で衣服の緩みを作りながら、（66　　　）関節→（67　　　）関節→（68　　　）関節の順に袖を通す

10. 下衣の着衣

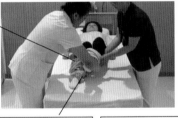

体位が不安定にならないよう、片側ずつ足を通す

側臥位の患者をしっかり支えながら、背部での援助の状況を伝える

（69　　　　）と同様に、裾口から手を入れ、足関節を支えながら裾を通す。下肢を挙上する際は（70　　　）を支える

左右への側臥位への変換を介助し、目視しながら下衣を腰まで引き上げる

患者の突発的な体動に備え、体幹の中央あたりに立ち位置をとる

11. 寝衣を整える

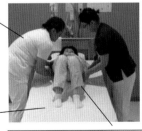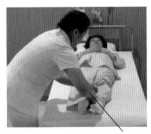

看護師、患者の三者の呼吸を合わせるよう、腰を上げるタイミングで声を掛ける

腰を上げやすいように、足の接地位置を臀部に近づける

両サイドから上衣の裾を引き、後ろ身ごろの皺を伸ばす

両袖、両裾の皺を丁寧に伸ばし、全体的に適度な（71　　　　）があることを確認する

12. 環境調整と患者の状態の観察

- ◆（⁷²　　　　　）の観察、（⁷³　　　　　　　）等の有無を確認する
- ◆（⁷⁴　　　　　）を当て、（⁷⁵　　　　　　）を元の上掛けに掛け替える
- ◆ベッド（⁷⁶　　　　　　　　）を元の位置に戻す
- ◆（⁷⁷　　　　　　　　）を元に戻す（端坐位時に足底が床に付く高さ）
- ◆（⁷⁸　　　　　）の除去、（⁷⁹　　　　　　　）の確認
- ◆（⁸⁰　　　　　　　　）を手元に配置する

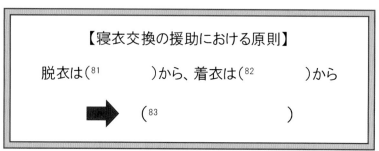

【寝衣交換の援助における原則】

脱衣は（⁸¹　　　　）から、着衣は（⁸²　　　　）から

➡ （⁸³　　　　　　　　　　）

演　習

1．演習内容

- ◆看護者役（2名）と、患者役の役割を決めて、臥床している患者への寝衣交換の援助を実施する
- ◆一組終了ごとに実践を振り返り、看護の基本的機能（環境調整、コミュニケーション、ボディメカニクス、倫理、安全・安楽）5つの視点で「良かった点」と「改善が必要な点」を検討し、役割を交替しながら繰り返し実施する

2．タイムスケジュール

時　間	スケジュール	内　容
15分	オリエンテーション 演習準備	◆ 演習内容とスケジュールの説明 ◆ 演習中の注意事項の説明 ◆ 役割・実施順番の調整 ◆ 個人防護具の装着／患者役準備
20分	演習課題の実践	◆ 看護者①（ベッド右側）、看護者②（ベッド左側）、患者役の役割を明確にし、演習課題に取り組む ◆ 1組実践し「難しかった点」、「工夫が必要な点」について意見交換を行う
15分	ポイント解説	◆「ハンドリング」に焦点を当てたポイント解説を視聴 （身体の支え方・動きの誘導の仕方、衣類の「緩み」の作り方、関節の通し方など） ◆ 各グループで困難に感じた工程の改善策を検討する
30分	演習課題の実践	◆ 演習前半の振り返り、ポイント解説で理解したことを活かしながら、技術の向上および改善に努める ◆ 役割を交替して繰り返し実践する ◆ 演習記録を整理する ◆ グループ内で、学習内容を共有する
10分	後片付け 環境整備	◆ 使用した物品を指示通りに片付ける ◆ ベッド及び周辺設備の原状回復・環境整備 ◆ 個人防護具を外し、手指衛生を行う ◆ リアクションペーパーの記述・提出

3．演習準備

　1）持ち物（実習室への持ち込みを許可するもの）

　　◆本資料と筆記用具、デジタル教科書をインストールしているタブレット端末

　　◆水分補給用の飲み物（蓋付の容器に入ったもの、糖分が含まれていないもの）

　2）援助の必要物品　※全て折り畳みワゴンに準備する

　　　　交換用の寝衣（パジャマタイプのもの）、タオルケット、　環境クロス、粘着ローラー

4．演習記録

　手順に沿って、「上手くできた点/難しかった点」、「改善へのポイント」を記録しましょう

手　順	上手くできた点/難しかった点	改善へのポイント
1.患者への 　説明		
2.環境調整		
3.脱衣の援助 　（上衣）		
4.体位変換～ 　体位の保持		
5.着衣の援助 　（上衣）		
6.下衣の着衣		
7.終了後の 　環境調整		
8.終了後の 　説明		

第11回　解答

【事前学習】

1	起こりうること	2	協力してもらいたいこと	3	作業スペース
4	過不足	5	濡れて	6	移動の妨げ
7	ストッパー	8	カーテン	9	衝立
10	寒冷刺激	11	プライバシー	12	負担
13	端	14	左右対称	15	気流
16	塵埃	17	水平方向	18	気流
19	前身ごろ	20	肩山	21	肩
22	肘	23	手	24	緩み
25	関節	26	声掛け	27	補助
28	体動	29	迎え袖	30	手
31	肘	32	肩	33	迎え袖
34	支持基底面	35	掛け物	36	露出
37	触れない	38	内側	39	脇線
40	腋窩線	41	背縫い	42	脊柱
43	背後	44	不要な物	45	汚染
46	声掛け	47	接触	48	安定
49	支持基底面	50	短い動線	51	患者の上
52	作業スペース	53	安全	54	内側
55	頭側	56	足側	57	下段
58	ランドリーバッグ	59	声掛け	60	順手
61	爪	62	平行	63	左右対称
64	支持基底面	65	迎え袖	66	手
67	肘	68	肩	69	迎え袖
70	踵	71	緩み	72	表情
73	気分不快	74	枕	75	掛け物
76	周辺設備	77	ベッドの高さ	78	衝立
79	カーテン	80	ナースコール	81	健側
82	患側	83	脱健着患		

第12回 【演習】身体の清潔を保つ援助①：部分清拭

学習目的

自力で清潔を保つことが困難な対象者の清潔を保持するための技術を身につけることができる

到達目標

1. 全身/部分清拭の援助の必要性を説明することができる
2. 全身/部分清拭の援助にあたり、必要な観察項目を列挙することができる
3. 安全・安楽に留意して部分清拭を実施することができる

事前学習

【課題】 部分清拭に伴う刺激を体験しましょう

1. ハンドタオルを濯いで絞ることができる、熱めの湯を洗面器に準備する
2. ハンドタオルを濯いで硬く絞り、腕や脚を拭く （部位を変えながら、1．2．を繰り返す）

   ■肌に触れた時のウォッシュクロスの温度は適切でしたか？また、何回くらい繰り返したら「冷たい/ぬるい」と感じましたか？

   ■温度刺激（特に寒冷刺激）を敏感に感じた部位はどこでしたか？

◎ 温度刺激による身体への影響

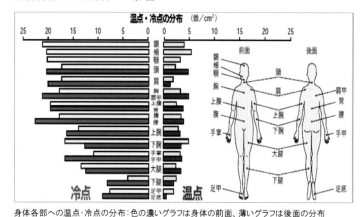

身体各部への温点・冷点の分布：色の濃いグラフは身体の前面、薄いグラフは後面の分布
http://www.mizu.gr.jp/kikanshi/no21/04.html より引用

寒冷刺激に敏感な身体の部位

- 身体の（¹　　　　　　　）　＞　身体の（²　　　　　　　）
- 頸部、肩、胸部、背部、腹部、腰等の（³　　　　　　　）

部分清拭の援助の実際：顔面清拭

１．ウォッシュクロスの使い方

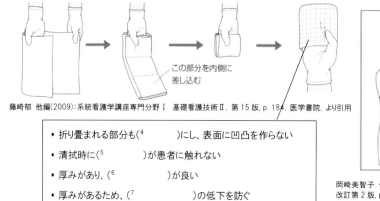

この部分を内側に
差し込む

藤崎郁 他編(2009)：系統看護学講座専門分野Ⅰ　基礎看護技術Ⅱ，第15版，p.184，医学書院，より引用

- 折り畳まれる部分も（⁴　　　　）にし、表面に凹凸を作らない
- 清拭時に（⁵　　　　）が患者に触れない
- 厚みがあり、（⁶　　　　）が良い
- 厚みがあるため、（⁷　　　　　）の低下を防ぐ

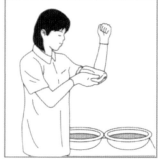

岡崎美智子 他編(2008)：根拠がわかる基礎看護技術，
改訂第2版，p.357，メヂカルフレンド社，より引用

２．環境調整

看護者は、適切な（⁸　　　　）
が確保できる位置に立ち、ワゴ
ンの位置を調整する

最短の（⁹　　　　）で援助
が行え、且つ（¹⁰　　　　）
な位置にワゴンを配置する

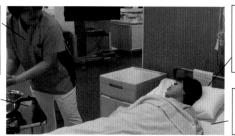

ベッドの頭側をギャッチアップ
し、（¹¹　　　　）が緊張しな
いよう、枕の位置を調整する

看護者の（¹²　　　　）に合った
ベッドの高さに調整する

3．額・眼窩を温める

分泌された(^{13}　　　)を軟化させるよう、額と眼窩を温める

眼窩を温めることで(^{14}　　　　)からの油分の分泌が促進し、眼球の乾燥を防ぐことができる

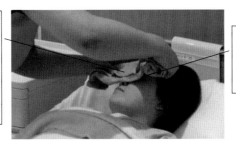

皮膚に触れる側は、ウォッシュクロスの面を(^{15}　　　)にする

4．下顎全体を温める

下顎全体をウォッシュクロスで包み込むようにして温める

(^{16}　　　　)、(^{17}　　　　)を軽く圧迫し、唾液の分泌を促す

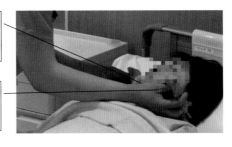

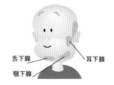

舌下腺　　耳下腺

顎下腺

https://pixta.jp/illustration/53198898

5．頬部全体を温める

親指を鼻の横に添え、頬部全体を手のひらで包むようにして温める

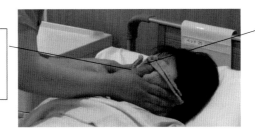

ウォッシュクロスで(^{18}　　　)が覆われないように注意する

6．眼窩を清拭する

ウォッシュクロスを濯ぎ、柔らかく畳み、優しく眼窩を清拭する

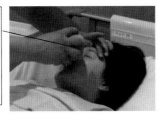

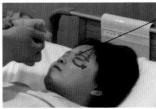

上眼瞼と下眼瞼それぞれ(^{19}　　　)から(^{20}　　　)に向かって清拭する

1回毎にクロスの(^{21}　　　)を換える

7．骨格に沿って顔面を清拭する

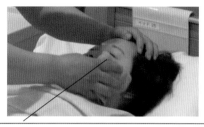 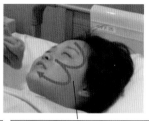

> 広い平らな面を作るようにウォッシュクロスを畳み、骨格に沿って(^{22}　　　)→(^{23}　　　)→(^{24}　　　)の順に清拭する

> 数字の「3」を描くように、長い(^{25}　　　　　)で清拭する

8．鼻と口の周囲を清拭する

> 小さな面を作るようにウォッシュクロスを畳み、(^{26}　　　)→(^{27}　　　)→(^{28}　　　)の順に清拭する

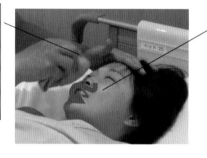

> 「S」字を描くようなストロークで清拭し、面を換えて反対側も清拭する

9．耳の後ろから顎の下を清拭する

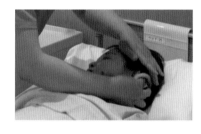 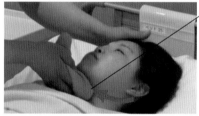

> 頭を少し横に向けながら、耳の後ろから顎の下に向かって清拭する
> 頭の向きとクロスの面を換えて、反対側も同様に清拭する

演 習

1．演習内容

　1）臥床患者の顔面清拭の援助

　　・患者役を1名選出して顔面清拭を行う

　　・終了後は、患者役のコメントを受けながら、以下について検証する

　　　□　準備する湯の温度は何℃くらいが適切か

　　　□　ウォッシュクロスを絞ってから肌に触れるまでに、クロス表面の温度はどの程度下がるのか

　　　　　→ ベースンに準備する湯の温度はどのくらいが適当か

2）部分清拭（上肢の石鹸清拭）の体験学習

- 看護者役2名、患者役1名で実施
- 演習1の検証結果に基づいて、適切な温度の湯の準備、環境調整を行う
- 患者役学生の上肢の石鹸清拭を実施し、患者役のコメントを受けながら、以下について検証する
  - □ 石鹸（ボディソープ）用いた時、何回拭き上げたら石鹸の残留がなくなったと感じたか
  - □ ベースン内の湯温はウォッシュクロスを濯ぐごとにどのくらい下がるのか
    → ベースン内の湯はどのくらいで交換するのが適当か
  - □ 清拭中にどのような場面で「寒い」と感じたか。また、どのような寒さへの対策が必要か
  - □ ウォッシュクロスに含ませる水分の量、拭く時の力の入れ方、拭く方向等、患者はどの程度を「心地よい」と感じるのか

2．タイムスケジュール

時間	内　容	詳　細
10分	演習準備 オリエンテーション	・出欠確認、グループ人数調整 ・演習スケジュール、演習内容説明 ・演習における注意事項共有 ・患者役の準備
25分	演習課題1） 臥床患者への顔面清拭の援助	・患者役1名を選出して実施 ・実施者は個人防護具を着用する ・グループ内で体験を共有しながら、検討事項について考察する ・時間内に、患者役を交替して繰り返し実施してもよい
25分	演習課題2） 上肢の石鹸清拭の体験学習	・患者役の上肢に対し、石鹸を用いた部分清拭を行う ・実施者は個人防護具を着用する ・検証課題についてグループ内で議論しながら進める ・時間内に、患者役を交替して繰り返し実施してもよい
20分	演習の振り返り・まとめ	・検討課題の共有 ・部分清拭におけるポイント/留意事項の共有
10分	片付け・環境整備	・使用した物品を適切に片付ける ・ベッド及び周辺設備の原状回復・環境整備 ・リアクションペーパーの記述・提出

3．演習記録

【演習1：温湯による顔面清拭】

　患者の顔面清拭の援助を通して、以下について検証しましょう

　□　準備した湯の温度を計測しましょう。各自湯に触れてみて、「熱さ」の感じ方を比較しましょう

□ ウォッシュクロスを絞ってから肌に触れるまでに、クロスの表面温度とベースン内の湯温にどのくらいの差が生じますか？
　　→ その温度変化を踏まえて、準備する湯の温度はどのくらいが適当か、検討しましょう

【演習 2 ：上肢の石鹸清拭】
□ 石鹸で皮膚の汚れを除去した後、何回拭き上げたら石鹸の残留感がなくなったと感じますか？

□ ベースン内の湯温は、ウォッシュクロスを濯ぐごとにどのくらい下がりますか？
　　→ ベースン内の湯はどのくらいで交換するのが適当でしょうか？

□ 清拭中のどのような場面で患者は「寒い」「ひんやりする」と感じましたか？
　　→ それに対する対策として、どのような配慮が必要ですか？

□ ウォッシュクロスに含ませる水分量、拭く時の力の入れ方、拭く方向等、患者が「心地よい」と感じる程度について検討しましょう

第12回　解答

【事前学習】

1	前面	2	後面	3	体幹
4	平ら	5	指先	6	肌触り
7	表面温度	8	視界	9	動線
10	安全	11	頸部	12	身長
13	皮脂	14	マイボーム腺	15	平ら
16	耳下腺	17	顎下腺	18	鼻孔
19	目頭	20	目尻	21	面
22	額	23	上顎	24	下顎
25	ストローク	26	鼻翼	27	鼻の下
28	口の周り				

第13回 【演習】身体の清潔を保つ援助②：部分浴

学習目的

　自力で清潔を保つことが困難な対象の清潔を保持するための技術を身につけることができる

到達目標

1．部分浴の援助の必要性を説明することができる

2．臥床患者の足浴の援助における留意事項を、看護の基本的機能に沿って説明することができる

3．患者の安全・安楽・自立に配慮して、足浴の援助を実践することができる

4．自身が行った足浴の援助に対して、看護の基本的機能に沿って評価することができる

事前学習

1．部分浴の目的

　1）足浴の目的

　　◆足部の清潔を保ち、(^{1}　　　　　　）を得る

　　◆温熱刺激による、(^{2}　　　　　　）の促進

　　◆(^{3}　　　　　　）や（^{4}　　　　　）の緩和

　　◆足部の圧迫・外傷による（^{5}　　　　　）や（^{6}　　　　　　）の予防

　2）手浴の目的

　　◆手指の清潔により、（^{7}　　　　　　）を得る

　　◆手指の清潔により、（^{8}　　　　　　　）を防ぐ

　　◆（^{9}　　　　　　）の前後や（^{10}　　　　　　）に手浴をすることで、日常生活の（^{11}　　　　　　）

　　　を取り戻す機会となる

　　◆温熱刺激による手指の（^{12}　　　　　　）の改善

　　◆局所循環の亢進による（^{13}　　　　　）効果

2．部分浴による効果

　　◆清潔への効果：清拭よりも（^{14}　　　　　　　　）効果が高い

　　◆湯を用いることによる効果：入浴に準じた（^{15}　　　　　　　）、末梢の（^{16}　　　　　　　）の促進

　　◆（^{17}　　　　　　　）効果：皮膚血管拡張に伴う放熱による（^{18}　　　　　　　　）降下

　　◆（^{19}　　　　　　）と（^{20}　　　　　　　）の効果

3．足浴の援助に使用する物品

21

22

23

24

25

26

27

28

29

【課題】　効率的に汚れを除去するために

■入浴前等、一日の汚れが溜まった足を観察しましょう。垢や角質が溜まっている箇所を図に示しましょう

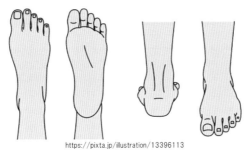

https://pixta.jp/illustration/13396113

■片足を5分間湯に浸けた後、両足を石鹸で洗ってみましょう。　湯に浸けた側と、浸けなかった側の角質や汚れの落ち具合、皮膚の感触等を比較しましょう。

部分浴（足浴）の援助の実際

1．環境・体位の調整

足側のギャッチアップができ
ないため、(³⁵　　　　)を支え
るように丸めたバスタオルを
挿入する

骨盤や下肢に(³⁶　　　　)が
ないか、過度な(³⁷　　　　)が
ないか、声かけや下肢の可動
性にて確認する

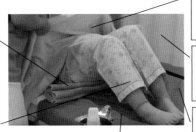

水（湯）をベッド上で使用するため、
予め(³⁴　　　　)を敷いておく

上掛けをタオルケットに掛け替える
（患者の身体にフィットしやすく、
(³⁰　　　　)に富む）

すきま風の遮断と人目の遮蔽のた
めに、(³¹　　　　)や(³²　　　　)
を設置しておく

ベッドの高さを看護者の身長に合
わせて調整する
　(³³　　　　)がロックされてい
ることを確認する

2．寝衣・リネンの汚染予防

下衣の裾を膝まで捲り上げる
寝衣が（³⁸）しないよ
う、タオルケットで覆う

（³⁹）の有無、接触によ
る（⁴⁰）の有無を確認
使用する洗浄剤に対する
（⁴¹）を得る

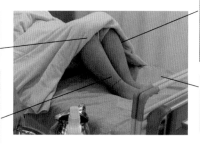

援助前の下腿〜足の状態を観察
する（（⁴²）、
（⁴³）、（⁴⁴）の
有無、皮膚色、汚染の程度）

足浴後に速やかに水分が除去
できるよう、下肢の下にバスタオ
ルを広げておく

3．ベースン内の湯に足を浸漬する

足を両手で支えながらゆっく
りと湯に浸ける
（⁴⁵）から湯に浸け、
（⁴⁶）確認しながら
徐々に足全体を浸す

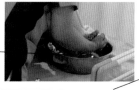 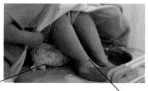

下肢が安定するように、クッショ
ン等を用いて、
（⁴⁷）を広く保つ

ベースンの縁で下腿が（⁴⁸）されな
いように、ベースンの位置と膝関節の屈
曲の角度を調整する

4．物品の配置

足全体をしばらく浸漬し、角質を
浸軟させる
（患者の（⁴⁹）や（⁵⁰）
の変化、露出している下腿への
（⁵¹）に注意を払う）

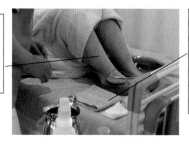

必要物品が最小限の（⁵²）で取
り扱えるよう、（⁵³）か
つ（⁵⁴）に入る位置に配置して
おく
　この時も、患者が常に視界に入るよ
う立ち位置を工夫し、状態を常に気
にかけておく

5．湯温の調整

湯温の（⁵⁵）や温熱刺激へ
の（⁵⁶）に伴い湯温の調整を
行う
　患者の希望を確認し（⁵⁷）
をして温度を調整する

差し湯が直接患者の足にかからな
いよう、看護者の手で受け、湯を
（⁵⁸）させながら湯温を調
整する

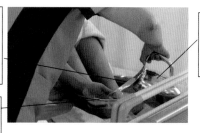

ピッチャーが患者の身体の上を通
過することがないよう、ピッチャー
の（⁵⁹）を考慮する

6．浸軟した角質の除去

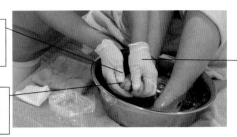

（⁶²　　　）でこすり、浸軟した角質を除去する

（⁶⁰　　　　）のため、手袋を装着して行う
　また、手袋を装着することで看護者の（⁶¹　　　）が患者の皮膚に接触することを回避できる

（⁶³　　　）や（⁶⁴　　　　）に注意し、声を掛けながら実施する

7．洗浄剤を用いた洗浄（全体）

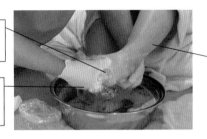

泡立てたウォッシュクロスで足全体を洗う

看護者の（⁶⁸　　　）で患者の（⁶⁹　　　）を支え、手掌で（⁷⁰　　　）を支えると、患者の下肢が安定する

摩擦の強さの（⁶⁵　　　）、（⁶⁶　　　）や（⁶⁷　　　　）の有無を確認しながら実施する

8．洗浄剤を用いた洗浄（細部）

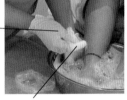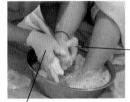

（⁷¹　　　）や（⁷²　　　）の状態を観察しながら実施する

看護者の（⁷⁵　　　）で患者の（⁷⁶　　　）を支え、手掌で（⁷⁷　　　）を支えると、患者の下肢が安定する

泡立てたガーゼ等を指に巻き付け、（⁷³　　　）や（⁷⁴　　　）が蓄積している細部を丁寧に洗う

趾間を洗う際は、（⁷⁸　　　　）効果が期待できる反面、患者によっては（⁷⁹　　　）を伴うため、確認しながらゆっくり実施する

9．洗浄剤を洗い流し、水分を拭き取る

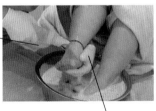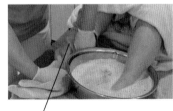

シャワーボトルで（⁸⁰　　　）を洗い流す
　※洗浄時に洗浄剤を十分に泡立てておかないと洗浄剤の除去が困難になる

看護者の（⁸¹　　　）で患者の（⁸²　　　）を支える

洗浄後は、（⁸³　　　　）を避けるため、速やかにバスタオルで覆い、（⁸⁴　　　）を除去する
　タオルでこするように水分を除去すると、皮膚に（⁸⁵　　　）になったり、（⁸⁶　　　）が生じたりするので、軽く（⁸⁷　　　）しながら水分を除去する

10. 環境調整と患者の状態の観察

- (^{88}　　　　　　)、(^{89}　　　　　　　　　)の観察、(^{90}　　　　　　　　　　　)等の有無を確認する
- 患者の希望に応じて、(^{91}　　　　　　　　　)を行う
- 下腿～足先の温感を患者と共に確認する
- 使用した物品の片付け（清潔/不潔の区別、汚水の処理）
- ベッド周辺設備、ベッドの高さを元に戻す
- (^{92}　　　　　　)の除去、(^{93}　　　　　　　　　)の確認
- (^{94}　　　　　　　　　　　)を手元に配置する

演 習

1．演習内容

- 看護者役 2 名で、ベッド上に臥床した患者役の学生に対し、足浴を実施する
- 待機中の学生は、新たな気づきや実施者の良い点、改善点の記録、実施者の補助を行う
- 一組終了ごとに「上手くできた点」「改善が必要な点」「見学して感じたこと（記録したこと）」を共有する

　※待機者の補助を受けた箇所については、補助を受けずに実施するための改善点を話し合う

2．タイムスケジュール

時 間	スケジュール	内 容
15 分	演習準備 オリエンテーション	・学習目的・到達目標の共有 ・演習の進め方の確認 ・演習中の注意事項の説明 ・援助の必要物品の準備（使用しやすい状態に整えておく） ・患者役の準備
60 分	演習課題の実践	・2 人組で看護者役となって援助を実施 ・1 組終了毎に実践の振り返りを行う ・終了時刻まで役割を交替して繰り返し実践する
15 分	後片付け 環境整備	・使用したタオルを洗濯 ・ベースン、ピッチャー、シャワーボトルは洗剤で洗浄し、器材用タオル（黄色）で拭き上げる ・水温計、ボディソープは付着した水滴を拭き取り、ナースステーションへ返却 ・ベッドのリメイク及び周辺機器の原状回復、清掃

3．演習記録

　　手順に沿って、「上手くできた点/改善が必要な点」、「改善へのポイント」について、記録しましょう

手　順	上手くできた点／難しかった点	改善へのポイント
1. 患者への説明		
2. 環境・体位の調整		
3. 寝衣・リネンの汚染予防		
4. 足部の浸漬・湯温の調整		
5. 物品の配置		
6. 角質の除去		
7. ウォッシュクロスを用いた洗浄		

8. ガーゼを用い た洗浄		
9. 洗浄剤を洗 い流し、水分 を除去		
10. 終了の説 明と環境 整備		

第13回　解答

【事前学習】

1	爽快感	2	血液循環	3	不眠
4	疼痛	5	感染	6	壊疽
7	爽快感	8	二次感染	9	食事
10	排泄後	11	リズム	12	運動機能
13	リラックス	14	汚れの除去	15	爽快感
16	血液循環	17	睡眠促進	18	深部体温
19	安楽促進	20	苦痛緩和	21	ベースン
22	バスタオル	23	クッション（安楽枕）	24	ピッチャー
25	シャワーボトル	26	洗浄剤	27	ゴミ捨て用ポリ袋
28	ガーゼ	29	ウォッシュクロス	30	吸水性
31	カーテン	32	衝立	33	ストッパー
34	防水シーツ	35	坐骨	36	違和感
37	緊張	38	汚染	39	疼痛
40	不快感	41	同意	42	傷
43	内出血	44	浮腫	45	踵
46	温度	47	支持基底面	48	圧迫
49	疲労	50	温度	51	寒冷刺激
52	動線	53	至適作業域	54	視界
55	低下	56	慣れ	57	差し湯
58	攪拌	59	動線	60	感染防止
61	爪	62	指の腹	63	痛み
64	刺激への反応	65	加減	66	痛み
67	不快感	68	前腕	69	下腿
70	踵	71	爪	72	皮膚
73	汚れ	74	角質	75	前腕
76	下腿	77	踵	78	マッサージ
79	痛み	80	洗浄剤	81	前腕
82	踵	83	寒冷刺激	84	水分
85	刺激	86	気流	87	圧迫
88	表情	89	皮膚の状態	90	気分不快
91	乾燥対策	92	衝立	93	カーテン
94	ナースコール				

第14回 【演習】身体の清潔を保つ援助③：洗髪

自力で清潔を保つことが困難な対象者の清潔を保持するための技術を身につけることができる

到達目標

1．洗髪の援助の必要性を説明することができる

2．洗髪の援助にあたり、必要な観察項目を列挙することができる

3．洗髪の援助の各工程における、看護の基本的機能の活用について説明することができる

事前学習

Ⅰ．洗髪の援助の目的

- ほこりやフケを除去し、頭皮・頭髪の（¹　　　　　　）を保持する
- 頭皮に適度な（²　　　　　）を与え、毛根への（³　　　　　　　　）する
- 皮膚炎や湿疹などの（⁴　　　　　　　）を予防する
- 汚染による（⁵　　　　　）や（⁶　　　　　　）を取り除き、（⁷　　　　　　　　）にする
- 外観を美しく整え、（⁸　　　　　　　）を保つ

Ⅱ．洗髪の援助に使用する物品

物品	名称	特徴・使用方法
	（⁹　　　　　）	- 本体の円形の枠の部分に空気を入れて膨らませる。 →（¹⁰　　　）を形成する。 - 枠の開放部分から伸びる帯の両端を折り曲げ、（¹¹　　　　）を形成して使用する
	（¹²　　　　　）	- 寝衣やリネンが濡れないよう、患者の（¹³　　　）に巻き付けて使用する。 - 二重になっている防水シートの大きい面は（¹⁴　　　）や（¹⁵　　　）の汚染防止のため、小さい面は（¹⁶　　　）を洗髪槽内に誘導するために使用する

《洗髪の援助に使用する物品の準備（ワゴンへのセッティング）》

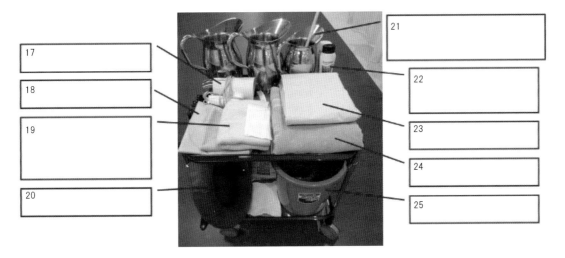

17

18

19

20

21

22

23

24

25

III. ケリーパッドのセッティングの例

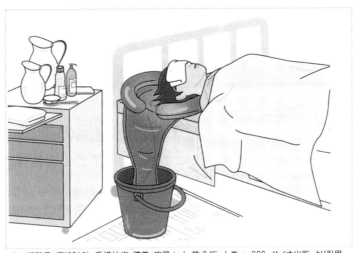

山口瑞穂子 編(2016): 看護技術 講義・演習ノート 第2版 上巻. p. 328. サイオ出版 より引用

【洗髪の援助における留意事項を整理しましょう】

Ｉ．洗髪の援助における確認事項

- ◆頭皮の状態：頭髪の (^{26}　　　　　）、頭皮の (^{27}　　　　　）の有無、(^{28}　　　　　）、(^{29}　　　　　）、
  (^{30}　　　　　）の有無、ベッド上に (^{31}　　　　　）した頭髪の有無 など

- ◆清潔習慣：洗髪の (^{32}　　　　　）、洗髪の (^{33}　　　　　）など

- ◆全身状態：(^{34}　　　　　）、(^{35}　　　　　）にかかる負担、(^{36}　　　　　　　　）への負
  担の程度　など

- ◆セルフケア能力：(^{37}　　　　　）能力、(^{38}　　　　　　　　　）能力、上肢の可動域

Ⅱ．洗髪の援助の実際

1．患者の準備

1）寝衣・リネンの保護

患者の体位を変換しながら、
(^{39}　　　)と(^{40}　　　)を敷く
体位変換時は転落防止のため、
(^{41}　　　　　　　)を利用する

寝衣の襟が濡れないように、
襟元を緩め、(^{46}　　　　)
を引き下げておく

頸部に巻いたタオルが露出しな
いようにシャンプーケープを巻く
適度な(^{47}　　　　)があること
を確認する

必要物品は、看護者の
(^{42}　　　　　　　)
が確保され、援助中に
最短の(^{43}　　　)で操
作でき、常に看護者の
(^{44}　　　)に入る位置
に配置する

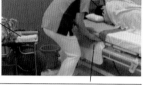

頭髪が全てシャ
ンプーケープ
の**外**に出てい
ることを確認す
る

シーツとバスタオルの端をマット
レスに折り込む時は、(^{45}　　　)
で行う

細く畳んだフェイスタオルを頸
部に巻き、水が流れ込まない
よう保護する

2）体勢の調整

体軸に対し、頭部が自然な位置に
なるよう、ケリーパッドの
(^{48}　　　　)を調整する

排水溝に向かって軽く**傾斜**がつ
くように調整すると、洗髪時の**排
水**が速やかに行える

(^{49}　　　)の緊張を緩
和するため、膝関節が
軽く(^{50}　　　)するよう
にクッション等を入れる

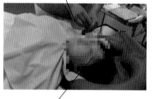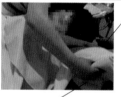

(^{51}　　　)の緊張、ケリーパッド
による(^{52}　　　)、頸部～後頭
部への(^{53}　　　)を確認しな
がら頭部の可動性を調整する

頭部の(^{54}　　　)の調整、
(^{55}　　　)の軽減のた
め、タオル等を用いて調整する

3）ブラッシング

頭を左右に向けるよう促しながら、
頭部全体をブラッシングする

頭部を持ち上げる際は、
(^{62}　　　)全体で支える

ブラッシングはケリーパッド内で
行い、ベッド上やベッド周囲が
(^{56}　　　)や(^{57}　　　)、
(^{58}　　　)で汚染されないよう
に注意する

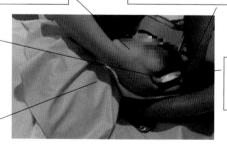

毛先を梳き、もつれを解し
てから頭皮～毛先に向か
ってブラッシングする

ブラッシング時に頭皮や頭髪の
(^{59}　　　)の程度を再度確認
することができるため、
(^{60}　　　)の状態や(^{61}　　　)
の量などを観察しながら行う

2．頭髪を濡らす

ピッチャーが（⁶³　　　　）ように、且つ、（⁶⁴　　　　）の調整がしやすいように把持する

ピッチャーが患者の上を通過しないよう、（⁶⁶　　　　）に注意を払う

湯が顔にかからないよう、頭髪の生際に手で（⁶⁵　　　　）を作り、湯をかける

（⁶⁷　　　　）まで湯が浸透するように、手掌で湯を受けながら湯をかける

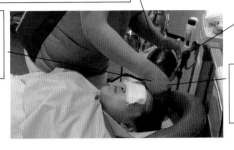

3．シャンプー剤で洗浄する

シャンプー剤に（⁶⁸　　　）と（⁶⁹　　　）を含ませながら大きく手を動かし、泡立たせる

指の（⁷¹　　　）でマッサージしながら頭皮の（⁷²　　　）や（⁷³　　　）を除去する

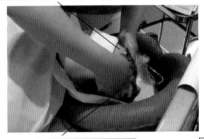
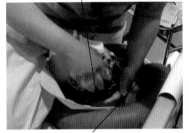

毛髪が濡れた状態が長くなると、患者は（⁷⁰　　　）を感じるため、効率よく、速やかに洗浄する

頭部の（⁷⁴　　　）を最小限にするため、手掌全体で頭部を支えながら汚れを　除去する

4．濯ぎ前に泡を除去する

濯ぎの（⁷⁵　　　）を高めるため、手で絞るようにしながら、シャンプー剤の泡を除去する

頭髪を引っ張らずに、手掌で握るようにして泡を絞り除去する

患者の頭髪が長い場合や、毛量が多い場合は、（⁷⁶　　　）を用いて泡を拭うようにすると、より効率的に泡が除去される

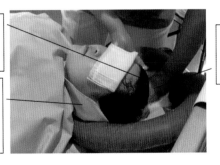

5．シャンプー剤を濯ぐ

患者の耳に湯が入らないよう、指で(⁷⁷　　　)を折りたたむように手を添えて湯をかける

(⁷⁸　　　)で湯を受けながら、頭皮まで湯を浸透させて、洗浄剤を洗い流す

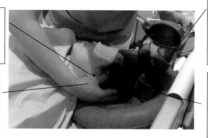

濯ぎの(⁷⁹　　　)を高めるため、排水溝から(⁸⁰　　　)位置→(⁸¹　　　)位置 の順に、まんべんなく濯ぐ

洗浄による(⁸²　　　)を得るため、ある程度の(⁸³　　　)を確保しながら濯ぐ
　濯ぎ後は洗浄剤の(⁸⁴　　　)の確認を行う

6．ケリーパッドを外す

頸部を保護していたタオルを広げ、頭部全体を包み、(⁸⁵　　　　　　　)の回避と、(⁸⁶　　　　　)の除去を行う

両手掌で頭部を支え、静かにベッド上に下ろし、(⁸⁷　　　)の緊張や頭部の(⁸⁸　　　)を確認する

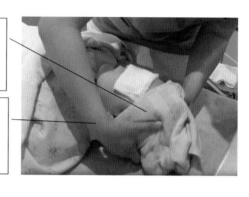

7．頭髪を乾かす

頭を左右に向けるよう促しながら、頭部全体を乾かす

(⁹²　　　)や(⁹³　　　)が湿ったり、汚染したりしていないかを観察しながら行う

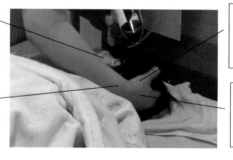

看護者の手で温風の(⁸⁹　　　)を確認しながらドライヤーで頭髪を乾かす

(⁹⁰　　　)から(⁹¹　　　)に向かって温風を当て、毛髪を梳きながら乾かす

8．環境調整

(⁹⁴　　　)と(⁹⁵　　　)を整え、(⁹⁶　　　　)に皺が寄っていないことを確認する

ベッド上、ベッド周辺の環境を調整し、患者にとって(⁹⁷　　　　)に整える

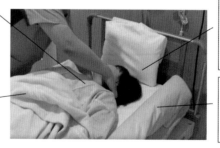

(⁹⁸　　　)を戻し、安楽な体位に整える
　(⁹⁹　　　　　　)を手元に配置する

(¹⁰⁰　　　　　)と(¹⁰¹　　　　　)を除去し、シーツの皺を整える

演 習

1．演習内容

- 看護者役（2名）と患者役の役割を決めて、ベッド上に臥床している患者役に対し、ケリーパッドを用いた洗髪の援助を実施する
- 看護者2名（主・副）で物品のセッティング、患者の準備、洗髪の実施、整髪までの一連の過程の援助を行う　※ 援助の途中で主・副を交替し、部分的に援助の体験をしてもよい
- 副看護者役または待機中の学生は、実践場面を撮影し、動画を視聴しながら振り返りを行う
- 課題の実践後に、援助の振り返りを行う。患者役の学生は、援助中に感じたことをメンバーに伝える

2．タイムスケジュール

時間	内　容	詳　細
10分	演習準備 オリエンテーション	• 出欠確認・グループ人数調整 • 演習内容とスケジュールの説明 • 演習中の注意事項の共有
15分	洗髪の援助の準備	• 患者の準備 • 必要物品の準備 • 物品の配置調整、ケリーパッドの設置
40分	洗髪の援助	• 患者役の学生に対し、**ケリーパッドを用いた洗髪**の援助を行う • 援助前の環境調整から援助後の環境調整までを行う • 途中で看護者役を交替し、部分的に援助を体験してもよい • 効率的な頭髪・頭皮の濡らし方、洗い方、すすぎ方を検討する • 患者の安全・安楽のために配慮することを検討する • 洗浄しにくいところへのアプローチの方法、手指の使い方等を検討する • 時間に余裕があれば、役割を交替して繰り返し実施またはポイントを絞った部分演習を行う • 撮影した動画を視聴し、「良かった点」「改善が必要な点」を検討する
25分	演習のまとめ 片付け	• 援助のポイント/留意事項の共有 • 使用した物品・器材の洗浄、タオル類の洗濯 • ベッドおよび周辺機器の原状回復、環境整備 • リアクションペーパーの記述・提出

3．演習記録

　手順に沿って、「上手くできた点/改善が必要な点」、「改善へのポイント」について、記録しましょう

手　順	上手くできた点/難しかった点	改善へのポイント
1. 患者への 説明・準備		
2. 頭髪を濡らす		
3. シャンプー剤 で洗浄する		
4. シャンプー剤 を濯ぐ		
5. ケリーパッドを 外す		

6.頭髪を乾かす		
7.患者への終了の説明・環境調整		

4．洗髪の援助のまとめ

1）効率的な汚れの除去方法

  ◆汚れが溜まりやすい箇所の把握と洗いにくい箇所への対応

　　身体の下側（枕との（¹　　　　　　）、頭部の重さによる（²　　　　　　））

　　皮膚どうしの（³　　　　　　）（耳の後ろ）

  ◆洗浄の順番の検討

　　頭部を数か所に分けて（⁴　　　　　　）洗浄していく

　　（⁵　　　　　　）を使って細かく振動させる

　　高い位置から低い位置、遠くから手前へ

2）患者の安全・安楽を促進するための配慮

  ◆環境調整

　　（⁶　　　　　　　　）への配慮、物品の（⁷　　　　　　）（患者から目を離さない位置）

　　他者の目に晒されていないという（⁸　　　　　　）

  ◆マッサージ効果の活用

　　ソフトな接触が却って（⁹　　　　　　　　）になる場合もある

  ◆患者にとって「見えない部分」に対する配慮

　　「（¹⁰　　　　　　　　　）」「（¹¹　　　　　　　　　）」を明確に伝える

　　湯や洗浄剤による（¹²　　　　　　）への十分な配慮

第14回　解答

【事前学習】

1	清潔	2	刺激	3	血行を促進
4	二次感染	5	痒み	6	臭気
7	気分を爽快	8	個人の尊厳	9	ケリーパッド
10	洗髪槽	11	排水溝	12	シャンプーケープ
13	頸部	14	リネン	15	寝衣
16	洗浄水	17	ドライヤー	18	シャンプーケープ
19	フェイスタオル（ガーゼ）	20	ケリーパッド	21	ピッチャーと水温計
22	シャンプーとコンディショナー	23	防水シーツ	24	バスタオル
25	排水用ポリバケツ	26	汚れ	27	湿疹
28	臭気	29	痒み	30	フケ
31	脱落	32	頻度	33	方法
34	バイタルサイン	35	頸部	36	胸鎖乳突筋
37	移動	38	体位保持	39	防水シーツ
40	バスタオル	41	サイドレール	42	作業スペース
43	動線	44	視界	45	順手
46	後ろ襟	47	緩み	48	空気量
49	腹筋	50	屈曲	51	頸部
52	圧迫感	53	圧の分散	54	高さ
55	負担感	56	埃	57	フケ
58	毛髪	59	汚染	60	頭皮
61	フケ	62	手掌	63	滑らない
64	角度	65	壁	66	動線
67	頭皮	68	水	69	空気
70	寒さ	71	腹	72	汚れ
73	皮脂	74	振動	75	効率
76	タオル	77	耳介	78	手掌
79	効率	80	遠い	81	近い
82	爽快感	83	水流	84	残留感
85	寒冷刺激	86	水分	87	頸部
88	可動性	89	温度	90	頭皮
91	毛先	92	寝衣	93	リネン
94	後ろ襟	95	襟元	96	後ろ身ごろ
97	快適な療養環境	98	枕	99	ナースコール
100	防水シーツ	101	バスタオル		

【演習】

1	接触	2	圧迫	3	接触
4	順番に	5	指腹	6	寒冷刺激
7	配置	8	安心感	9	不快刺激
10	何をするのか	11	どうして欲しいのか	12	汚染

第15回 【演習】身体の清潔を保つ援助④ : 全身清拭と寝衣交換

学習目的

ベッド上で生活する患者の身体の清潔を保つために必要な援助を理解する

到達目標

1. 全身清拭の援助の必要性を説明することができる
2. 全身清拭の援助にあたり、必要な観察項目を列挙することができる
3. 身体の部位に応じた清拭の留意事項を説明することができる

事前学習

Ⅰ. 全身清拭の援助の目的

- 皮膚の（¹　　　　　　）、（²　　　　　　　　）を取り除き、皮膚を（³　　　　　）にする
  （皮膚の（⁴　　　　　　）を正常に保つ、（⁵　　　　　　　　））
- 血液循環を促し、（⁶　　　　　　）を高める
- 気分を（⁷　　　　　）にし、療養生活における（⁸　　　　　）の向上を図る
- 筋肉・関節を動かすことにより、（⁹　　　　　　　）を予防する
- 看護者にとっては、（¹⁰　　　　　　　）の機会となる

Ⅱ. 全身清拭の援助の必要物品と用途

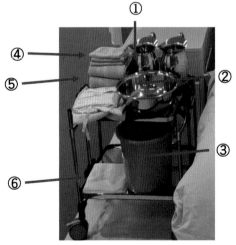

① （¹¹　　　　　　　　　　）：ステンレス製の水差し、援助に必要な水または湯を汲んで、ベッドサイドで使用する

② （¹²　　　　　　　）：（¹³　　　　　　　　　）を濯いだり、部分浴の際に身体の一部を浸漬させたりするために、水または湯を張って使用する

③ （¹⁴　　　　　　　）：（¹⁵　　　　　　　　）内の汚染した湯または水を破棄するための容器、2段ワゴンの（¹⁶　　　）段に準備（片付け）する

④ （¹⁷　　　　　　　　　　　）：清拭や部分浴の際に、表皮に石鹸を塗布したり、表皮の汚れを拭き取るために使用する、正方形のタオル

⑤（¹⁸　　　　　　　　　　）：全身を覆うことができるサイズの大判のタオル（¹⁹　　　　　　　）のために身体を覆ったり、表皮や頭髪の（²⁰　　　　　　　）を除去するために使用する

⑥（²¹　　　　　　　）：援助中、床に置く（²²　　　　　　　　　　　　）の下に敷き、こぼれたり、飛び散ったりする水を吸収する

Ⅲ．全身清拭実施前の確認事項

- ◆（²³　　　　　　　　　　）能力：運動の可否、関節可動域の制限、看護者の指示への応答 など
- ◆保持可能な（²⁴　　　　　　　）：安静制限の有無、疾患に伴う体位の制限、体位保持の補助の必要性 など
- ◆（²⁵　　　　　　　　　　）：汚染の内容と程度、発疹や表皮剥離の有無、菲薄化、乾燥、掻痒感 など
- ◆（²⁶　　　　　）・（²⁷　　　　　）能力：温・冷覚の麻痺、意識障害・認知症による危険回避能力低下の有無 など

Ⅳ．清拭中に発生する寒冷刺激

- ◆肌の（²⁸　　　　　　）：清拭部位のみを露出し、その他の部位はタオル等で保護する
- ◆（²⁹　　　　　　　）：空調、すきま風、看護者の動作、リネンの取り扱い
- ◆（³⁰　　　　　　　）：クロスに含ませる（³¹　　　　　　）の調整、長い（³²　　　　　　　）での清拭
- ◆使用する（³³　　　　　）の低下：ベースン内の湯量の確保、こまめな湯の交換、迅速なクロス処理

【全身清拭の援助における留意事項を整理しましょう】

１．物品の準備

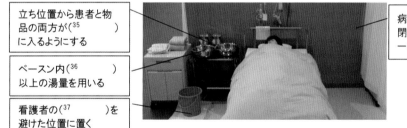

立ち位置から患者と物品の両方が（³⁵　　　　）に入るようにする

ベースン内（³⁶　　　　）以上の湯量を用いる

看護者の（³⁷　　　　）を避けた位置に置く

病室の（³⁴　　　　）を閉め、カーテンやスクリーンで遮蔽する

２．必要部分のみの露出

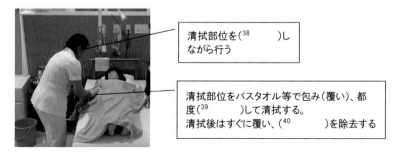

清拭部位を（³⁸　　　）しながら行う

清拭部位をバスタオル等で包み（覆い）、都度（³⁹　　　）して清拭する。
清拭後はすぐに覆い、（⁴⁰　　　）を除去する

3．肘・膝の清拭方法

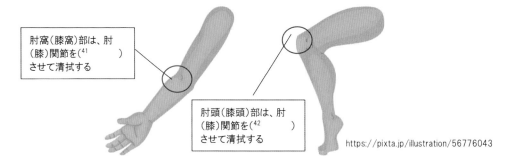

肘窩（膝窩）部は、肘（膝）関節を(^{41} ）させて清拭する

肘頭（膝頭）部は、肘（膝）関節を(^{42} ）させて清拭する

https://pixta.jp/illustration/56776043

4．胸部の清拭方法

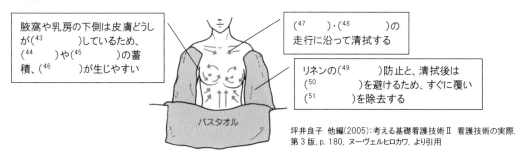

腋窩や乳房の下側は皮膚どうしが(^{43} ）しているため、(^{44} ）や(^{45} ）の蓄積、(^{46} ）が生じやすい

(^{47} ）・(^{48} ）の走行に沿って清拭する

リネンの(^{49} ）防止と、清拭後は(^{50} ）を避けるため、すぐに覆い(^{51} ）を除去する

バスタオル

坪井良子 他編(2005)：考える基礎看護技術Ⅱ 看護技術の実際, 第3版, p.180, ヌーヴェルヒロカワ, より引用

5．腹部の清拭方法

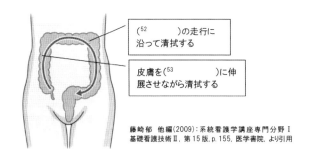

(^{52} ）の走行に沿って清拭する

皮膚を(^{53} ）に伸展させながら清拭する

藤崎郁 他編(2009)：系統看護学講座専門分野Ⅰ 基礎看護技術Ⅱ, 第15版, p.155, 医学書院, より引用

6．熱布清拭：熱布を用いて蒸すことにより、入浴に近い（^{54} ）を得る

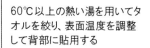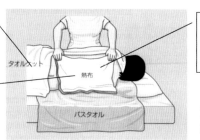

60℃以上の熱い湯を用いてタオルを絞り、表面温度を調整して背部に貼用する

温熱と水分を作用させるため、タオルと皮膚を（^{55} ）させる

タオルを数枚重ねて当て、蒸すことにより（^{56} ）を長く与える

タオルケット

熱布

バスタオル

藤崎郁 他編(2009)：系統看護学講座専門分野Ⅰ基礎看護技術Ⅱ, 第15版, p.158, 医学書院, より引用

※熱布清拭の応用

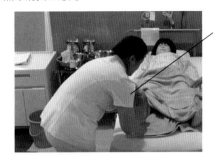

熱布で足全体を包み、タオルを密着させた状態でマッサージを行い、足浴に近い爽快感を得る

注意：足先は皮膚温が低下している場合もあるため、背部の熱布清拭よりも（⁵⁷　　　　）温度で行う

演 習

1．演習内容

　1）臥床している患者への全身清拭と寝衣交換

　　◆ ベッドに臥床している患者役モデル人形へ援助を実践する

　　◆ 寝衣は、セパレート型からセパレート型へ交換する

　　◆ 全身清拭と寝衣交換を同時に実践する際、患者の負担をより少なくするための工夫について検討する

　　◆ 一組終了ごとに演習記録の「検討事項」について話し合う

　　◆ 全員が看護者役を体験できるよう、役割を交替して繰り返し実施する

　2）熱布清拭の体験

　　◆ 教員のデモンストレーション視聴後、患者役の学生に対し、一方の上肢または下肢への熱布清拭を実施する

　　◆ 実施後、皮膚温や血色、患者役の感想等、左右差を比較し、熱布清拭の効果について話し合う

2．タイムスケジュール

時　間	内　　容	詳　　細
10分	演習準備 オリエンテーション	◆ 出欠確認、グループ人数調整 ◆ 演習内容、スケジュールの説明 ◆ 演習中の注意事項の共有
15分	課題実践の準備	◆ 患者役人形の準備 ◆ 必要物品の準備・セッティング ◆ 役割分担確認、個人防護具の装着
50分	演習課題1）の実践	◆ 看護者役①（ベッド右側）、看護者役②（ベッド左側）、患者役の役割を明確にし、演習課題に取り組む ◆ 1組終了毎に振り返りを行う ◆ 役割を交替しながら、繰り返し課題に取り組む
15分	課題1）の片づけ	◆ タオル類の洗濯 ◆ 使用器具の洗浄・収納 ◆ ベッドのリメイク、環境整備
10分	休み時間	◆ 水分補給・排泄
30分	演習課題2）の実践	◆ デモンストレーションの視聴 ◆ 患者役の学生の上肢または下肢への熱布清拭の実践 ◆ 熱布清拭の効果の検討

15分	課題2）の片づけ	◆ タオル類の洗濯 ◆ 使用器具の洗浄・収納 ◆ 原状回復・環境整備
45分	身体の清潔を保つ援助のまとめ	◆ 実習室内での講義 ◆ リアクションペーパーの記述・提出

3．演習記録

1）全身清拭と寝衣交換

各工程における検討事項について、実践/グループでの話し合いで理解したことを整理しましょう

各工程における検討事項	実践/グループでの話し合いを通して理解したこと
1.　患者への説明 ◆ 臥床している患者に話しかける位置 ◆ 説明・提案の仕方 ◆ 患者に協力して欲しい事の伝え方	
2.　環境調整 ◆ 物品の配置 ◆ 至適作業域の確保 ◆ 寒冷刺激への配慮 ◆ 患者の安全と安楽への配慮	
3.　上肢の清拭 ◆ 清拭部位の露出方法 ◆ 清拭中の上肢の支え方 ◆ ウォッシュクロスの走行方向 ◆ 汚れが溜まりやすい部位とその部位の清拭方法	
4.　胸部・腹部の清拭 ◆ 清拭部位の露出方法 ◆ ウォッシュクロスの走行方向 ◆ 皮膚の支え方 ◆ マッサージ効果	
5.　背部の清拭 ◆ 清拭部位の露出方法 ◆ 体位の安定のための工夫 ◆ 熱布浴 ◆ ウォッシュクロスの走行方向 ◆ 背部で行う援助における患者への配慮	
6.　下肢の清拭 ◆ 清拭部位の露出方法 ◆ ウォッシュクロスの走行方向 ◆ 汚れが溜まりやすい部位とその部位の清拭方法	

7. 終了後の環境調整	
◆ ベッド周辺設備の配置 ◆ 使用後の物品の配置 ◆ ベッドの高さの調整 ◆ 上掛けの調整	

2）熱布清拭

①手順と留意事項を整理しましょう

手順	留意事項
1. 重ねたフェイスタオルを熱い湯で絞る	
2. 対象部位を熱布で覆い、軽く圧する 	
3. 熱布で蒸された角質や皮脂を拭き取る 	

村中陽子他編(2013): 学ぶ・試す・調べる　看護ケアの根拠と技術, p.71, 医歯薬出版株式会社　より引用

②熱布清拭後の皮膚の状態や患者役の感想から、熱布清拭の効果について考察しましょう

熱布清拭後の皮膚の状態の比較
熱布清拭後の皮膚温や血色の比較
熱布清拭をされた患者役の感想等
熱布清拭の効果に関する考察

第15回　解答

【事前学習】

1	排泄物	2	付着物	3	清潔
4	生理機能	5	感染防止	6	新陳代謝
7	爽快	8	意欲	9	関節拘縮
10	全身観察	11	ピッチャー	12	ベースン
13	ウォッシュクロス	14	排水用ポリバケツ	15	ベースン
16	下	17	ウォッシュクロス	18	バスタオル
19	保温	20	水分	21	新聞紙
22	排水用ポリバケツ	23	セルフケア	24	体位
25	皮膚の状態	26	認知	27	知覚
28	露出	29	気流	30	気化熱
31	水分量	32	ストローク	33	湯温
34	窓	35	視界	36	半分
37	動線	38	目視	39	露出
40	水分	41	伸展	42	屈曲
43	接触	44	汗	45	皮脂
46	蒸れ	47	骨	48	筋肉
49	汚染	50	寒冷刺激	51	水分
52	大腸	53	反対方向	54	爽快感
55	密着	56	温熱刺激	57	低い

第16回　身体の清潔を保つ援助のまとめ

講　義

Ⅰ．衣生活の援助のまとめ

1．寝衣交換の方法の検討
- 着脱行動の自立度：(¹　　　　　) 状態、(²　　　　) の有無、(³　　　　　　) の有無、(⁴　　　　　　)
  の有無
- 衣生活に関する (⁵　　　　　) や (⁶　　　　　)
- (⁷　　　　　　) の有無、治療上の (⁸　　　　　) の有無

2．患者への説明と同意
- これから行うことの説明

  援助の (⁹　　　　　)：患者に必要な援助であることを伝える

  患者の (¹⁰　　　　) や (¹¹　　　　　) の尊重
- 患者に起こり得ることの説明

  (¹²　　　　　　　　)、ベッドの震動や体位変換に伴う (¹³　　　　　　　)

  我慢してもらうのではなく、率直に伝えることができるような関係性の形成
- 患者に協力してもらいたいことの説明

  身体可動性や体動制限内での自発的な活動、(¹⁴　　　　　　　) への指摘

3．患者の安楽を促進するための配慮
- 援助中のコミュニケーション

  刺激に対する (¹⁵　　　　　) の確認

  身体・四肢を動かす (¹⁶　　　　) や (¹⁷　　　　　) の指示
- 関節可動域と衣服の緩みの作り方

  関節等への引っ掛かりが生じた場合、無理に引っ張らない

  合わせる部位（肩山、背縫い、襟など）を敢えてずらして緩みを作る
- ヨレ・皺の補整

  マットレスとの接触部位、関節周囲の皺を伸ばし、(¹⁸　　　　　　　) に整える

Ⅱ．全身の皮膚の清潔の援助のまとめ

1．身体を清潔にすることによる効果
- (¹⁹　　　　　)・(²⁰　　　　　) 促進効果：静水圧効果、温熱効果、マッサージ効果による血液循環
  促進

- ◆ (²¹   ) ・ (²²   ) による効果：他動的関節運動、入浴時の浮力による易運動性
- ◆ (²³   ) 効果：血管拡張による放熱　→深部体温を下げる
- ◆ 安楽促進と苦痛緩和の効果

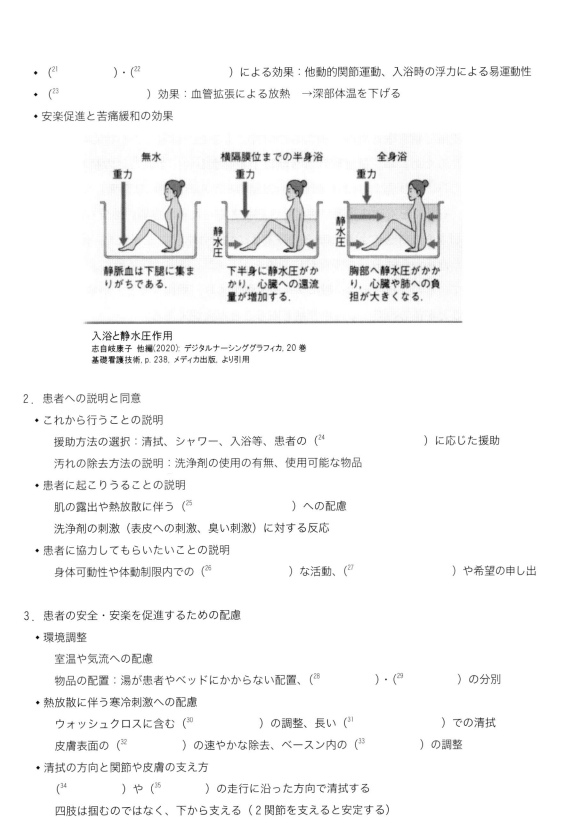

入浴と静水圧作用
志自岐康子　他編(2020): デジタルナーシンググラフィカ, 20 巻
基礎看護技術, p. 238, メディカ出版, より引用

2．患者への説明と同意
- ◆ これから行うことの説明
  - 援助方法の選択：清拭、シャワー、入浴等、患者の（²⁴   ）に応じた援助
  - 汚れの除去方法の説明：洗浄剤の使用の有無、使用可能な物品
- ◆ 患者に起こりうることの説明
  - 肌の露出や熱放散に伴う（²⁵   ）への配慮
  - 洗浄剤の刺激（表皮への刺激、臭い刺激）に対する反応
- ◆ 患者に協力してもらいたいことの説明
  - 身体可動性や体動制限内での（²⁶   ）な活動、（²⁷   ）や希望の申し出

3．患者の安全・安楽を促進するための配慮
- ◆ 環境調整
  - 室温や気流への配慮
  - 物品の配置：湯が患者やベッドにかからない配置、（²⁸   ）・（²⁹   ）の分別
- ◆ 熱放散に伴う寒冷刺激への配慮
  - ウォッシュクロスに含む（³⁰   ）の調整、長い（³¹   ）での清拭
  - 皮膚表面の（³²   ）の速やかな除去、ベースン内の（³³   ）の調整
- ◆ 清拭の方向と関節や皮膚の支え方
  - （³⁴   ）や（³⁵   ）の走行に沿った方向で清拭する
  - 四肢は掴むのではなく、下から支える（２関節を支えると安定する）
  - やわらかい部位の皮膚は清拭の方向と逆方向に（³⁶   ）させる
- ◆ 清拭後の確認事項
  - （³⁷   ）、皮膚の異常（発赤、かさつき、掻痒感）の有無

（³⁸　　　　　　）、バイタルサインの変化、（³⁹　　　　　　　　　　）の有無

（⁴⁰　　　　　　）の自覚の有無、（⁴¹　　　　　　　　）の有無

（⁴²　　　　　　　）・（⁴³　　　　　　　　）が得られたか

（⁴⁴　　　　　　　　　）できているか

4．倫理面への配慮

　◆プライバシーの保護と観察

　　　皮膚の状態（援助方法の調整の検討）、援助に対する（⁴⁵　　　　　　）の観察

　　　清拭する順番、露出部位を熟考して援助を実践する

　◆患者の選択権と自己決定の尊重

　　　希望やこだわり、（⁴⁶　　　　　）等に関する情報収集

　　　患者の希望と療養上の制限との間の調整

　　　想定しうるメリット、デメリットとその（⁴⁷　　　　　　　）を提示

第16回　解答

【講義】

1	意識	2	麻痺	3	機能障害
4	活動制限	5	習慣	6	好み
7	痛み	8	制限	9	提案
10	意思	11	希望	12	寒冷刺激
13	気分不快	14	不快刺激	15	反応
16	方向	17	角度	18	左右対称
19	循環	20	代謝	21	筋肉
22	関節運動	23	睡眠促進	24	身体状況
25	寒冷刺激	26	自発的	27	不快刺激
28	清潔	29	不潔	30	水分量
31	ストローク	32	水分	33	湯温
34	筋肉	35	骨	36	伸展
37	拭き残し	38	疲労	39	気分不快
40	寒さ	41	四肢冷感	42	爽快感
43	満足感	44	リラックス	45	反応
46	習慣	47	対応策		

第17回　食　行　動

自力で食事をすることに支障が生じている対象への食行動を援助する技術を身につけることができる

到達目標

1．食事の意義について説明することができる

2．食行動に必要な機能を説明することができる

3．食行動に影響を及ぼす要因を列挙することができる

4．食行動の援助における看護の基本的機能の活用について説明することができる

5．誤嚥を予防するための具体的な方法を説明することができる

事前学習

Ⅰ．食行動に関連する用語

- (¹　　　　　　　　)：食物を栄養素として吸収しやすいように分解し、吸収される臓器に運ぶ過程
- (²　　　　　　　　)：消化管内において消化された栄養素を、胃・腸粘膜から取り入れ、血液または
　　　　　　　　　　　　リンパ液中に移行させる過程
- (³　　　　　　　　)：口腔内に摂取した食物を口腔の運動によって噛み砕くこと
- (⁴　　　　　　　　)：咀嚼された食物が食塊となって口腔から咽頭、食道を通って胃へ送られること
- (⁵　　　　　　　　)：嚥下困難な状態により、あるいは何らかの拍子で飲食物が食道に入らず気管に
　　　　　　　　　　　　入ること
- (⁶　　　　　　　　) 運動：筋肉が伝播性の収縮波を生み出す運動。消化管などで内容物を移送するた
　　　　　　　　　　　　めに行われる

Ⅱ．食行動に関連する器官

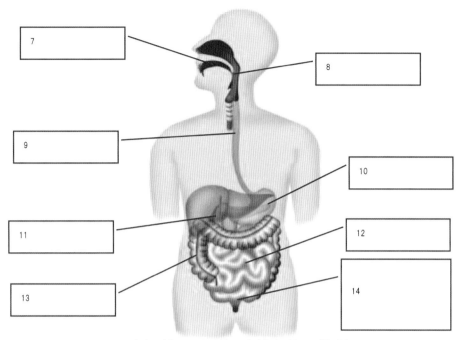

Ⅲ．食行動の援助に使用する物品

物品	名称	特徴・使用方法
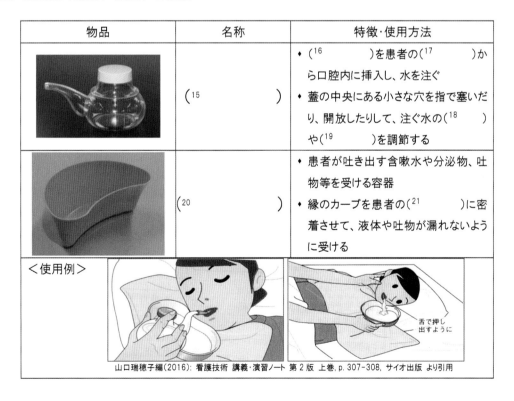	(15　　　　　　)	♦ (16　　　　)を患者の(17　　　　)から口腔内に挿入し、水を注ぐ ♦ 蓋の中央にある小さな穴を指で塞いだり、開放したりして、注ぐ水の(18　　　)や(19　　　)を調節する
	(20　　　　)	♦ 患者が吐き出す含嗽水や分泌物、吐物等を受ける容器 ♦ 縁のカーブを患者の(21　　　)に密着させて、液体や吐物が漏れないように受ける
＜使用例＞		舌で押し出すように

Ⅳ．食行動の援助の実際

1．患者の姿勢の調整

（²²　　　　　　）がマットレスに圧迫されないよう、胸郭の下方を支えるようにクッションの位置を調整する

両上肢をテーブル上に置くことで、上体の姿勢の（²⁵　　　　　）が図れ、食事動作も行いやすくなる

患者の上体を起こし、骨盤の上に胸郭・頭部が（²³　　　　　）に並ぶよう、クッション等で支え、調整する

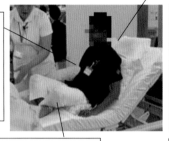
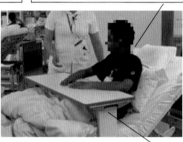

重心線が（²⁴　　　　　）の中央に近づくように、下肢の位置や姿勢を調整する

食事動作が患者の（²⁶　　　　　　　）で行え、且つ、下肢が圧迫されないようにオーバーベッドテーブルの高さを調整する

2．食事の準備

寝衣やリネンの（³⁰　　　　　　　）のため、エプロンを装着する

（²⁷　　　）や（²⁸　　　　　）等で、手指の清潔を図る

オーバーベッドテーブルを拭き（²⁹　　　）な状態に整える

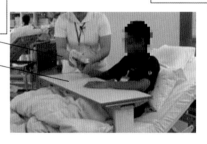
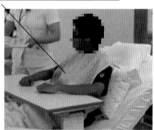

3．食事内容の共有

食材の詳細（大きさ、食べやすさ など）や温度等を確認する

食事内容が（³¹　　　）できる位置に食膳を配置する
視覚障害がある場合には（³²　　　　　）を用いて説明する）

温度が高く、食べづらい場合、吹いて冷ますのではなく、小皿に取り分けたり、（³⁵　　　）したり、食べる（³⁶　　　）を調整したりして温度を下げる

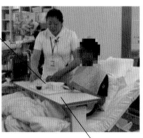
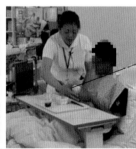

患者の生活（文化的）背景や（³³　　　　　）に応じて、食器や食事器具の（³⁴　　　）を調整する

4．食事動作の介助

患者自身の（³⁷　　　）の動きを活用して食事を口腔に運ぶ
　筋力低下や疲労により、自身での摂食が難しい場合でも、看護者は食器を支えたり、上肢に手を添え、動きを補助したりすることで、患者自身の上肢の動きを誘導する

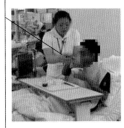

（³⁸　　　）や（³⁹　　　）等で食事器具を把持することが困難な場合でも、上肢の動きが誘導されるよう工夫する

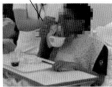

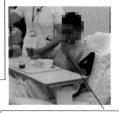

手指や口元をすぐに拭えるように、（⁴⁰　　　）や（⁴¹　　　）を準備しておくとよい

5．後片付けと体位の調整

全体の（⁴²　　　）を確認。食べ残したものについては、食べ残した（⁴³　　　）を確認する

使用したエプロンは、（⁴⁴　　　）を内側にして丸めながら外す

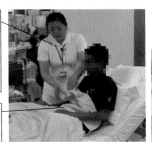

上体を軽度起こした（⁴⁵　　　）に調整し、胃内容物の（⁴⁶　　　）や（⁴⁷　　　）を予防する

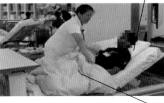

腹筋の（⁴⁸　　　）を和らげるため、膝関節を軽度屈曲した肢位に調整し、患者の希望を確認しながら、（⁴⁹　　　）の重量を調節する

V．誤嚥を防止するための留意事項

- ◆できるだけ（⁵⁰　　　）に近い姿勢を保持する
- ◆頭部を（⁵¹　　　）した姿勢をとる
- ◆最初に（⁵²　　　）の摂取を勧める
- ◆一口で食べられる（⁵³　　　）に調整する
- ◆患者の（⁵⁴　　　）に合わせる
- ◆口の中に食べ物がある時には（⁵⁵　　　）

講　義

I．「食べる」こととは？

- ◆（¹　　　）を摂取する行動
- ◆（²　　　）を取り込むこと
- ◆人間の（³　　　）の一つ

Ⅱ．食事の意義

1．食事がもつ意義

生理的意義	◆ 身体活動に必要な(^{4}　　　　　　)の摂取
	◆ 人間が(^{5}　　　　)・(^{6}　　　　　　)し、(^{7}　　　　　)を維持する
	◆ (^{8}　　　　　　　　　　)に必要な栄養素の摂取
	◆ (^{9}　　　　　　　　)を維持する
	◆ 規則正しい食事により(^{10}　　　　　　　　　)を整える
心理的意義	◆ 心理的な(^{11}　　　　　)や(^{12}　　　　　　)を生む
	◆ (^{13}　　　　　)や(^{14}　　　　)を和らげる
	◆ (^{15}　　　　　　　　)を維持する
	◆ 新たな(^{16}　　　　)を得る
	◆ 生活に(^{17}　　　　)を持たせる
社会的意義	◆ 食事を共にする人との(^{18}　　　　　　　　)が図れる
	◆ 社会的な(^{19}　　　　　)や(^{20}　　　　　)の習得
	◆ (^{21}　　　　)や(^{22}　　　　)など、文化的な行事の意味を知る

2．よい食事の条件

- 個々人にとって望ましい(^{23}　　　　　　　) 量および必要な(^{24}　　　　　　) が十分に含まれている
- その人の (^{25}　　　　　) や (^{26}　　　　　) が考えられている
- 食品の (^{27}　　　　)、その (^{28}　　　　　　) 方、(^{29}　　　　) および (^{30}　　　　) がその人に合わせて考えられている
- 食材には (^{31}　　　　　) があり、(^{32}　　　　) なものが用いられている
- 体調不良の場合、体調や病状に適した食事で、(^{33}　　　　　)・(^{34}　　　　　) のよいもの

3．食欲と食行動

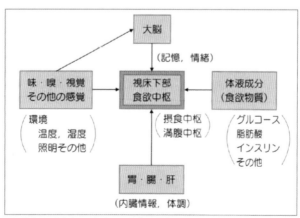

坪井良子 他編(2012)：考える基礎看護技術Ⅱ 看護技術の実際 第3版, p. 99, ヌーヴェルヒロカワ, より引用

Ⅲ．食行動に必要な機能

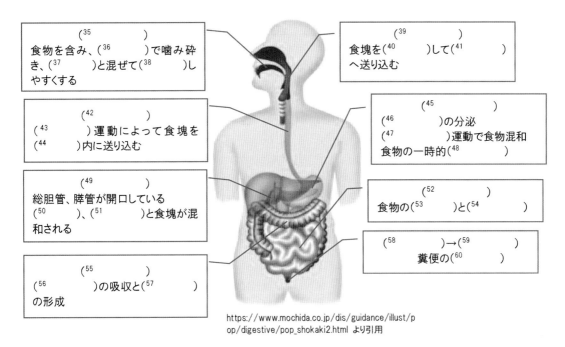

（³⁵　　　　　）
食物を含み、（³⁶　　　）で噛み砕き、（³⁷　　　）と混ぜて（³⁸　　　）しやすくする

（³⁹　　　　　）
食塊を（⁴⁰　　　）して（⁴¹　　　）へ送り込む

（⁴²　　　　　）
（⁴³　　　）運動によって食塊を（⁴⁴　　　）内に送り込む

（⁴⁵　　　　　）
（⁴⁶　　　　）の分泌
（⁴⁷　　　　）運動で食物混和
食物の一時的（⁴⁸　　　）

（⁴⁹　　　　　）
総胆管、膵管が開口している
（⁵⁰　　　）、（⁵¹　　　）と食塊が混和される

（⁵²　　　　　）
食物の（⁵³　　　）と（⁵⁴　　　）

（⁵⁵　　　　　）
（⁵⁶　　　）の吸収と（⁵⁷　　　）の形成

（⁵⁸　　　　　）→（⁵⁹　　　　）
糞便の（⁶⁰　　　）

https://www.mochida.co.jp/dis/guidance/illust/pop/digestive/pop_shokaki2.html より引用

Ⅳ．食行動に必要な能力

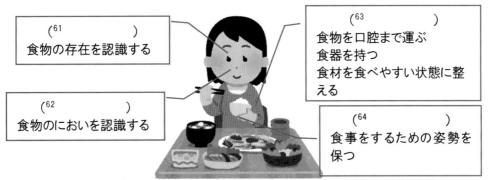

（⁶¹　　　　　）
食物の存在を認識する

（⁶²　　　　　）
食物のにおいを認識する

（⁶³　　　　　）
食物を口腔まで運ぶ
食器を持つ
食材を食べやすい状態に整える

（⁶⁴　　　　　）
食事をするための姿勢を保つ

https://www.irasutoya.com/2014/03/blog-post_3894.html より引用

【「食事をする」ために必要な動作を考えましょう】

左のイラストの食事を摂る際「食べ物を口に運ぶ」以外に必要な動作を列挙してみましょう

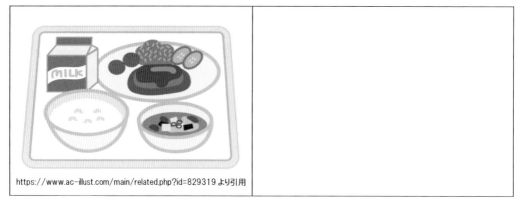

https://www.ac-illust.com/main/related.php?id=829319 より引用

V. 食行動に影響する要因

1. 食行動に影響する環境要因

【物理的環境要因】

- 食物のもつ感覚刺激：食物や食器などの（⁶⁵　　　）や（⁶⁶　　　　　）、（⁶⁷　　　　　）、（⁶⁸　　　　）など

- 取り巻く（⁶⁹　　　　　）：照明、温度、湿度、騒音、音楽、臭気 など

【内的環境要因】

- （⁷⁰　　　　　　　）、口渇感、（⁷¹　　　　　　　　）などの自覚

- （⁷²　　　　）・（⁷³　　　）機能、口腔の清潔、視覚・嗅覚・味覚機能、食物を口に運ぶ（⁷⁴　　　　　　　）など

- （⁷⁵　　　　　　　）な不安感、不満足感、空虚感、絶望感 など

2. 入院生活に伴う食欲に影響する要因

- 食生活の変化、生活リズム（（⁷⁶　　　　）・（⁷⁷　　　　　）時間、（⁷⁸　　　　　）状態）の変化

- 疾患に由来する（⁷⁹　　　　　　　　）、（⁸⁰　　　　　　）・（⁸¹　　　　　）

　　　消化器疾患、内分泌疾患、神経疾患 など

- （⁸²　　　　　）に由来するもの

　　　薬剤の副作用、放射線宿酔 など

　　　個人の食文化とは異なった食品や味付け（制限食 など）

- （⁸³　　　　　　）要因

3. 食行動を促進するための準備

- 食事にふさわしい（⁸⁴　　　　）を整える

　　　汚物や排泄を連想させる物品の片付け、（⁸⁵　　　　　）

- 安楽に食事できる準備

　　（⁸⁶　　　　　）を済ませる、手指、口腔内の（⁸⁷　　　　　）、食べやすい（⁸⁸　　　　　　）

◆美味しく食べられる食事の準備

（⁸⁹　　　　　　）が反映された食事の提供

（⁹⁰　　　　）がわくための工夫（温かいものは温かく、冷たいものは冷たく）

摂食、咀嚼、嚥下しやすく、その人の状態に合わせた（⁹¹　　　　　）

注意！　誤嚥しやすい食材の特徴

　◆サラサラした（⁹²　　　　　）

　◆水分がなく、（⁹³　　　　　　　）したもの

　◆（⁹⁴　　　　）の強いもの

　◆口腔内でバラバラになり、（⁹⁵　　　　　　　　）もの

　◆口腔内や咽頭に貼りつきやすいもの

　◆（⁹⁶　　　　）の良すぎるもの

　◆（⁹⁷　　　　　）もの

第17回　解答

【事前学習】

1	消化	2	吸収	3	咀嚼
4	嚥下	5	誤嚥	6	蠕動
7	口腔	8	咽頭	9	食道
10	胃	11	十二指腸	12	小腸
13	大腸	14	直腸 → 肛門	15	吸い飲み
16	吸い口	17	口角	18	量
19	速度	20	ガーグルベースン	21	口角
22	肩甲骨	23	垂直	24	支持基底面
25	安定	26	至適作業域	27	手浴
28	部分清拭	29	清潔	30	汚染防止
31	確認	32	クロックポジション	33	運動機能
34	配置	35	攪拌	36	順番
37	上肢	38	麻痺	39	関節拘縮
40	おしぼり	41	ペーパータオル	42	摂取量
43	理由	44	表面	45	ファーラー位
46	逆流	47	嘔吐	48	緊張
49	掛け物	50	座位	51	軽度前屈
52	水分	53	大きさ	54	ペース
55	話しかけない				

【講義】

1	飲食物	2	栄養	3	基本的欲求
4	エネルギ	5	成長	6	発達
7	健康	8	病気の回復	9	生命活動
10	サーカディアンリズム	11	幸福感	12	満足感
13	不安	14	緊張	15	生きる意欲
16	活力	17	張り合い	18	コミュニケーション
19	マナー	20	ルール	21	儀式
22	祝い事	23	エネルギー	24	栄養素
25	食習慣	26	嗜好	27	選択
28	組み合わせ	29	調理	30	加工

31	季節感	32	新鮮	33	消化
34	吸収	35	口腔	36	歯
37	唾液	38	嚥下	39	咽頭
40	嚥下	41	食道	42	食道
43	蠕動	44	胃	45	胃
46	胃液	47	蠕動	48	貯蔵
49	十二指腸	50	胆汁	51	膵液
52	小腸	53	消化	54	吸収
55	大腸	56	水分	57	糞便
58	直腸	59	肛門	60	排泄
61	目（視覚）	62	鼻（嗅覚）	63	手（上肢）
64	筋骨格系	65	色	66	におい
67	味	68	触感	69	環境
70	空腹感	71	消化器症状	72	嚥下
73	咀嚼	74	運動機能	75	精神的
76	運動	77	食事	78	睡眠
79	食欲不振	80	悪心	81	嘔吐
82	治療	83	精神的	84	環境
85	換気	86	排泄	87	清潔
88	体位	89	好み	90	食欲
91	形態	92	液体	93	パサパサ
94	粘り	95	まとまりにくい	96	滑り
97	硬い				

第18回　排泄行動

自力で排泄することに支障が生じている対象への排泄行動を援助する技術を身につけることができる

到達目標

1．日常生活における排泄の意義について説明することができる

2．排泄の生理機能を理解し、健康な排泄状況について説明することができる

3．排泄に影響を与える要因について説明することができる

事前学習

1．使用する物品の特徴と使用上の注意

物品の名称	特徴	使用方法・使用上の注意
(¹　　　)：(²　　　)用	◆ 尿器の受け口が細長い	◆ 尿器の受け口に(³　　　　)を挿入する ◆ (⁴　　　)がかけやすいように、上体を(⁵　　　)する
(⁶　　　)：(⁷　　　)用	◆ 尿器の受け口が陰部全体を覆えるよう、広くなっている	◆ 膝を立てて下肢を軽く広げる ◆ (⁸　　　)がかけやすいように、上体を(⁹　　　)する ◆ 尿器の受け口を(¹⁰　　　　)にしっかりと密着させる
(¹¹　　　　　)	◆ ステンレス製 ◆ 容量が大きく、排泄物が大量でもこぼれるリスクが低い	◆ 使用時に冷たく感じることがないよう、使用前には(¹²　　　)おく ◆ 厚みがあるため、(¹³　　　)の仕方と排泄中の(¹⁴　　　)の安定への配慮が必要である
(¹⁵　　　　　)	◆ プラスチック製 ◆ 差し込みやすさに加え、ある程度の容量が兼ね備えられている	◆ 付属の(¹⁶　　　　)を装着して使用する

2．便器での排泄の援助

《便器を当てる方法》

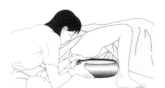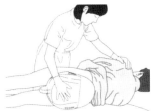

岡﨑美智子他編（2008）：根拠がわかる 基礎看護技術, p. 293, メヂカルフレンド社 より引用

臀部を（17　　　）してもらって、上肢で患者の（18　　　）を支えながら便器を当てる

臀部の（19　　　）が困難な患者の場合、（20　　　）になってもらってから便器を当て、（21　　　）に戻ってもらう

《女性患者への排尿の援助方法》

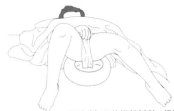

尿の（22　　　）防止のため、（23　　　）に折ったトイレットペーパーを（24　　　）に当て、（25　　　）をつくる

岡﨑美智子他編（2008）：根拠がわかる 基礎看護技術, p. 294, メヂカルフレンド社 より引用

【課題】排泄に関連する体験を振り返りましょう

　　□　排泄に関連する活動を列挙してみましょう

　　□　これまでに経験した「排泄しづらい」と感じた状況を挙げてみましょう

Ⅰ．排泄とは

1．排泄の定義

- ◆ (^{1}　　　　　　　　　) の結果生じる不要な (^{2}　　　　　　　　　) や (^{3}　　　　　　　　) な物質を体外に排出すること
- ◆ (^{4}　　　　　　　　　) に不可欠であると同時に、誰もが営む日常的な行為である

2．排泄の意義

生理的意義	◆ 生体内部の(^{5}　　　　　　)を保ち、(^{6}　　　　　　　)を維持する ◆ 健康が障害されると(^{7}　　　　　)や(^{8}　　　　)、(^{9}　　　　　)に変化をきたしやすいため、健康状態や疾病を早期に発見するための重要な(^{10}　　　　　)となり得る ◆ (^{11}　　　　　)や(^{12}　　　　　)・(^{13}　　　　　　)と密接に関連しているため、生活全般を検討するための資料が得られる
心理的意義	◆ 良好な食事摂取と排泄は、心身両面に対する(^{14}　　　　)や(^{15}　　　　　)をもたらす ◆ 円満な排泄ができないと、精神的な(^{16}　　　　　)を覚えたり、(^{17}　　　　　)になったりする
社会的意義	◆ 排泄の(^{18}　　　　　)や排泄物に対する受け止め方は、その人の帰属する(^{19}　　　　　)に大きく左右される ◆ 排泄習慣は、親の実施する(^{20}　　　　　　　　)の中での学習によって獲得され、(^{21}　　　　　)がなされていく ◆ 排泄が自立することは人間の(^{22}　　　　　)につながるため、排泄を人に頼らなければならないことは、(^{23}　　　　　)を伴う

Ⅱ．正常な排泄と排泄の異常

1．正常な排泄

	尿	便
回　数	(^{24}　　　　　)回/日	(^{25}　　　　　)回/日
量	(^{26}　　　　　　)ml/日 約(^{27}　　　　)ml/回	(^{28}　　　　　)g/日
色　調	淡黄色〜淡黄褐色	淡褐色〜黄褐色
混入(混濁)物	(^{29}　　　　　)	(^{30}　　　　　)
pH	(^{31}　　　　　)	(^{32}　　　　　)
比　重	(^{33}　　　　　)	―

2．排泄の異常

　　【排便の異常：便秘】

　　　便が大腸内に停滞し、通過が遅延した状態であり、便は水分が吸収されて硬くなり、排便に困難を伴う

- （³⁴　　　　　　　）便秘：大腸の緊張低下・腸の蠕動運動の鈍化による
- （³⁵　　　　　　　）便秘：ストレスや自律神経のアンバランスによる
- 機械的（³⁶　　　　　　　）による便秘：腫瘍などによる通過障害による
- （³⁷　　　　　　　）便秘：度重なる便意の抑制による
- （³⁸　　　　　　　）便秘：繊維の少ない偏った食事や少食による

　　【排便の異常：下痢】

　　　大腸での水分吸収が不良で糞便が固形化されず、液状のまま排出される状態

〈下痢の原因〉

- （³⁹　　　　　　　）の乱れによる腸蠕動運動の亢進
- 消化管の（⁴⁰　　　　　）
- 治療などによる腸管粘膜の（⁴¹　　　　　）

　　【排尿の異常】

　１）尿量の異常

- （⁴²　　　　　）：膀胱に尿が貯留しても排出されない状態
- （⁴³　　　　　）：腎で尿生成がされない状態で、尿量が100ml/日以下
- （⁴⁴　　　　　）：尿量が2000ml/日以上
- （⁴⁵　　　　　）：尿量が500ml/日以下

　２）排尿回数の異常

- （⁴⁶　　　　　）：10回/日以上
- （⁴⁷　　　　　）もしくは尿意減少：２回/日以下

　３）排尿困難

- （⁴⁸　　　　　　）：尿意が生じてから尿が出始めるまでに時間がかかる状態
- （⁴⁹　　　　　　）：尿が出始めてから尿線に勢いがなく終了までに時間がかかる状態

　４）尿失禁

- （⁵⁰　　　　　　）：尿意の抑制が困難なため、尿が漏れる
- （⁵¹　　　　　　）：日常生活動作の障害があるために尿が漏れる
- （⁵²　　　　　　）：尿道括約筋の弛緩により、腹圧がかかると尿が漏れる
- （⁵³　　　　　　）：尿道の閉塞や膀胱の収縮力の低下により生じた残尿が漏れ出す

3．自然排泄の条件

　１）自然排尿の条件

- 気候や活動量にあった（⁵⁴　　　　　　　）を摂取する

- 尿意があった時に（⁵⁵　　　　）せずに排尿できる
- （⁵⁶　　　　）を避け、恥ずかしさを感じることなく安心して排泄できる（⁵⁷　　　　）
- （⁵⁸　　　　）が円滑にできるような衣服の選択とその着脱ができる
- （⁵⁹　　　　）をかけやすい体位がとれる

2）自然排便の条件
- 充分な（⁶⁰　　　）、（⁶¹　　　）を摂取する
- （⁶²　　　　）を腸内に残せるような食事内容である
- 規則的な食事時間、適度な運動等による（⁶³　　　　　　）
- 便意があった時に（⁶⁴　　　）せず排便できる
- （⁶⁵　　　　）を避け、恥ずかしさを感じることなく安心して排泄できる（⁶⁶　　　）
- （⁶⁷　　　　）が円滑にできるような衣服の選択とその着脱ができる
- （⁶⁸　　　）をかけやすい体位をとり、（⁶⁹　　　　）ことができる
- （⁷⁰　　　　）を溜め込まない

4．排尿・排便に影響する要因

排尿に影響する要因		排便に影響する要因	
成長発達段階	筋力	食事と水分摂取	加齢
社会的要因	水分摂取	運動	排尿
心理的要因	薬物	生活リズム	疾患・治療
個人の習慣	疾患・治療	精神状態	

Ⅲ．床上での排泄の援助

1．排泄の援助における留意事項
- （⁷¹　　　　）かつ（⁷²　　　　）のない対応
- （⁷³　　　　）への配慮
- （⁷⁴　　　　）
- 排泄物による（⁷⁵　　　　）への配慮
- 排泄物の（⁷⁶　　　）

2．自然排尿への援助
- 水の流れる音を聞かせる
- 外陰部に（⁷⁷　　　　）をかける
- 手をお湯につける
- 下腹部を（⁷⁸　　　　）する
- 可能ならば（⁷⁹　　　　）し、上体を起こす
- 患者の（⁸⁰　　　）や（⁸¹　　　）を和らげる

3．自然排便への援助

- 腹部や腰背部に（^{82}　　　　　　）を
行う
- 腹部を（^{83}　　　　　　）する
- （^{84}　　　　　　）の摂取を促す
- 1日1,000〜1,500 mlの（^{85}
を勧める

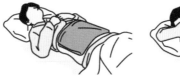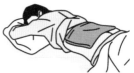

図：腹部・腰背部への温罨法
https://www.kango-roo.com/learning/2542/ より引用

4．患者の不安に対する援助

- 他者の（^{86}　　　　　　）の制限
- 排泄物の（^{87}　　　　　　）防止
- （^{88}　　　　　　）への配慮
- （^{89}　　　　　）への配慮
- （^{90}　　　　　）をかけやすい姿勢

第18回　解答

【事前学習】

1	尿器	2	男性	3	陰茎
4	腹圧	5	挙上	6	尿器
7	女性	8	腹圧	9	挙上
10	会陰部	11	洋式便器	12	温めて
13	挿入	14	姿勢	15	和洋折衷式便器
16	カバー	17	挙上	18	臀部
19	挙上	20	側臥位	21	仰臥位
22	飛散	23	短冊状	24	陰部
25	尿路				

【講義】

1	物質代謝	2	代謝産物	3	有害
4	生命維持	5	恒常性	6	生命活動
7	性状	8	量	9	回数
10	情報源	11	食事	12	活動
13	睡眠	14	満足感	15	爽快感
16	苛立ち	17	悲観的	18	習慣
19	文化	20	育児プロセス	21	価値形成
22	尊厳	23	羞恥心	24	4〜6
25	1〜2	26	1000〜1500	27	300
28	100〜150	29	なし（透明）	30	なし
31	5.0〜7.0	32	6.9〜7.2	33	1.015〜1.025
34	弛緩性	35	痙攣性	36	通過障害
37	直腸性	38	食事性	39	自律神経
40	感染	41	炎症	42	尿閉
43	無尿	44	多尿	45	乏尿
46	頻尿	47	稀尿	48	遷延性
49	苒延性	50	切迫性	51	機能性
52	腹圧性	53	溢流性	54	水分量
55	我慢	56	寒冷	57	環境

58	排泄動作	59	腹圧	60	食事
61	水分	62	食物繊維	63	腸蠕動運動
64	我慢	65	寒冷	66	環境
67	排泄動作	68	腹圧	69	いきむ
70	ストレス	71	迅速	72	過不足
73	羞恥心	74	環境調整	75	汚染
76	観察	77	微温湯	78	マッサージ
79	ベッドアップ	80	緊張	81	不安
82	温罨法	83	マッサージ	84	食物繊維
85	水分摂取	86	入室	87	飛散
88	排泄音	89	臭い	90	腹圧

第19回 【演習】口腔内の清潔を保つ援助：口腔ケア

食行動に支障が生じている対象への口腔を清潔にするための援助技術を身につけることができる

到達目標

1. 口腔を清潔にする目的について説明することができる
2. 口腔ケアの方法と根拠について説明することができる
3. 口腔ケアを実施する際の留意事項について説明することができる
4. 看護の基本的機能を意識して、口腔ケアを実施することができる

事前学習

【課題1】 食直後の自身の口腔内の様子を観察し、食物残渣が溜まりやすい部位を図1内に示しましょう

【課題2】 自身の歯磨き終了後、歯垢染色液で歯垢を染め出し、染まった箇所を図2内に示しましょう

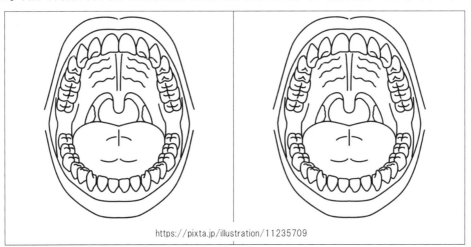

https://pixta.jp/illustration/11235709

図1 食物残渣が溜まりやすい部位　　　図2 歯垢染色結果

1. 口腔内環境の特徴

　1）細菌が繁殖しやすい

　　・正常な口腔内には300種類を超える細菌が数千億個棲みついている

　　・口腔内の細菌は、主に歯、歯肉溝、舌背、口腔粘膜、義歯などに（¹　　　　　　　　　）を形成して付着している →（²　　　　　　　　）の主な原因となる

　　・話す、食べるなど、顔面や口の運動によって、（³　　　　　　）が分泌される。この（⁴　　　　　　）には、マクロファージやリンパ球などが多く含まれている

　　・話す、食べる等の活動が減少すると、口腔内は（⁵　　　　　　）して細菌繁殖の温床となってしまう

２）摂食嚥下機能との関連

- 口腔の摂食嚥下機能には、60数種類の筋群と10数種類の神経群が関与しており、その活動は（⁶　　　　　）の活性化を促進している

- 口腔の摂食嚥下機能を長く使用せず放置すると、機能が低下し、（⁷　　　　　　　　）を引き起こす

- 長期の療養生活を送る患者でも、（⁸　　　　　　　　）や（⁹　　　　　　　　　　）で口腔周囲の組織を刺激すれば、（¹⁰　　　　　　　　）が敏感になり、食べる機能を維持することにつながる

２．口腔ケアの目的

- 口腔の（¹¹　　　　　　　）を活発にする
- 口腔内の（¹²　　　　　　　）および（¹³　　　　　　　　）を予防する
- 口臭を予防し、（¹⁴　　　　　　　）や（¹⁵　　　　　　）を防止する
- 口腔内、舌の粘膜、歯肉の（¹⁶　　　　　　）を促進する
- 口腔に（¹⁷　　　　　　）を与え、（¹⁸　　　　　　）を増進させる
- （¹⁹　　　　　　　　）を整える

３．口腔ケアを行う際の観察項目

- 口腔内の（²⁰　　　　　）、（²¹　　　　　　）の程度、（²²　　　　　　）の有無
- 口腔・口唇の（²³　　　　　　）の程度
- 口腔内の（²⁴　　　　　）・（²⁵　　　　　　）・（²⁶　　　　　　）の有無
- （²⁷　　　　　　）が可能かどうか、意識レベルや全身状態
- （²⁸　　　　）機能、（²⁹　　　　　）機能
- 口腔内器具の挿入や装着、（³⁰　　　　　　）の有無

4. 口腔ケア（歯ブラシによるブラッシング）の方法

手順	留意事項
1. 患者の準備 　◆ 体位の調整 　◆ 寝衣・リネンの汚染防止	◆ 体位は(31　　　　)または(32　　　　)にする ◆ 頸部が(33　　　　)するように枕の位置を調整する ◆ 枕〜前胸部をタオルで保護する
2. 口腔内を湿らす 　◆ 含嗽またはスポンジブラシでの清拭 	◆ (34　　　　)防止のため、顔を横に向ける ◆ 吸い飲みを用いて含嗽水を口に含み含嗽してもらう ◆ 含嗽が困難な場合は、湿ったスポンジブラシで口腔内全体を湿らす ◆ (35　　　　　　　)を口角に当てて含嗽水を吐出してもらう
3. ブラッシングする 	◆ 歯ブラシを水で濡らし、適宜歯磨き剤を使用し、ブラッシングする（歯牙の上下・内外側、歯肉の内外側、舌を丁寧にブラッシングする） ◆ 舌のブラッシングは舌の(36　　　)から(37　　　)側へ掻き出すように行う ◆ 歯ブラシは(38　　　　　　)で持つ
※　歯ブラシの使い方 (39　　　　)法　(40　　　　)法　(41　　　)法　(42　　　　)法	
4. 洗口する 	◆ 顔を横に向けて(43　　　)防止に努める ◆ 吸い飲みを用いて含嗽水を口に含み含嗽してもらう ◆ 含嗽が困難な場合は、湿ったスポンジブラシで口腔内全体を湿らす ◆ (44　　　　　　　)を口角に当てて含嗽水を吐出してもらう ◆ 吐水の(45　　　)の程度を観察しながら行い、吐水がきれいになるまで含嗽を促す
5. 環境調整	◆ 患者の頬部・口腔周囲・頸部等、(46　　　)や(47　　　)がないことを再度確認する ◆ 汚染防止に用いたタオルを除去し、リネンや寝衣が汚染されていないかを確認する ◆ 患者の希望に応じて体位を調整する ◆ 吐水の入っている(48　　　　　　　)を片付け、使用した歯ブラシやコップを洗浄し、患者に返却する

松尾ミヨ子　他編(2022): デジタルナーシンググラフィカ, 20 巻　基礎看護技術, p. 268, 269, メディカ出版, より引用

1. 演習内容

   口腔ケアモデルに対し、スポンジブラシおよび歯ブラシを用いて口腔ケアを実施する

   1）口腔ケアモデルの口腔内および歯間に「模擬残差」を付着させる

   2）口腔ケアを実施し、模擬残差を除去する

2. タイムスケジュール

時間	内　容	詳　細
10 分	演習準備 オリエンテーション	◆ 出欠確認・グループ人数調整 ◆ 演習内容とスケジュールの説明 ◆ 演習中の注意事項の共有
15 分	事前課題の共有	◆ 各自が取り組んだ課題の結果を提示し合う ◆ 食物残差や歯垢の残りやすい箇所の特徴を考察する ◆ 口腔ケアモデルへ模擬残差を付着させる部位を決定する
40 分	演習課題の実践	◆ 看護者役 1 名で実施する ◆ 看護者は個人防護具を装着する ◆ 患者役のモデルへの説明から個人防護具の取り外しまでの一連の過程を実施する ◆ 看護者役を交替し、繰り返し実践する
25 分	演習のまとめ 片付け	◆ 援助のポイント／留意事項の共有 ◆ 使用した物品・器材の洗浄・返却、タオル類の洗濯 ◆ ベッドおよび周辺機器の原状回復、環境整備

3. 演習記録

   模擬残差を付着させた部位を示し、効果的に汚れが除去できた方法を記録しましょう。また、実施にあたっての留意事項を加筆しましょう。

汚染部位	効果的な方法と留意事項

https://pixta.jp/illustration/11235709

第19回　解答

【事前学習】

1	バイオフィルム	2	歯周病	3	唾液
4	唾液	5	乾燥	6	脳
7	廃用症候群	8	ブラッシング	9	マッサージ
10	感覚器官	11	自浄作用	12	細菌感染
13	二次感染	14	齲歯（虫歯）	15	歯周病
16	血行	17	爽快感	18	食欲
19	生活リズム	20	汚染	21	口臭
22	舌苔	23	乾燥	24	炎症
25	感染	26	出血	27	含嗽
28	嚥下	29	咀嚼	30	義歯
31	座位	32	ファーラー位	33	前傾
34	誤嚥	35	ガーグルベースン	36	奥
37	外	38	ペングリップ	39	スクラビング
40	バズ	41	ローリング	42	フォーンズ
43	誤嚥	44	ガーグルベースン	45	汚染
46	汚染	47	湿潤	48	ガーグルベースン

第20回　【演習】陰部の清潔を保つ援助：陰部洗浄

学習目的

自力で排泄することに支障が生じている対象への排泄行動を援助する技術を身につけることができる

到達目標

1. 自然排泄を促す方法を列挙することができる
2. 排泄の援助を受けることに伴う患者の苦痛を理解することができる
3. 排泄の援助における留意事項を列挙することができる

事前学習

排泄行動の援助（陰部洗浄）における看護の基本的機能

1. 環境調整

   【必要物品の準備】

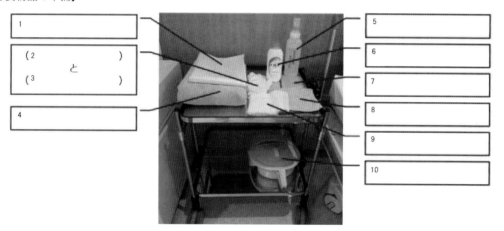

1

(2　　　　　　　)
(3　　　　と　　　　)

4

5

6

7

8

9

10

   【環境調整のポイント】

   ◆（¹¹　　　　　　　　　　）が保護されている空間

   ◆排泄に伴う（¹²　　　　）や（¹³　　　　　　）への対応

   ◆リネン類の（¹⁴　　　　　）対策

   ◆使用物品の配置

   ◆看護師への連絡手段の確保

シーツの汚染防止のため、処置用の(^{15}　　　　)を敷く
また、援助時は必要物品を処置用シーツ上に配置し、看護者の(^{16}　　　)の混乱を避ける

援助の直前まで局所が
(^{18}　　　　)しないようタオルの掛け方を工夫する

(^{19}　　　)や(^{20}　　　　)を設置し、他者の目に晒されない空間を作る

上掛けを(^{21}　　　)したり
(^{22}　　　　)が付くことを避けるため、掛け物を掛け替える

看護者の(^{17}　　　)に合わせて、援助しやすい高さにベッドの高さを調整する

不必要な部分の(^{23}　　　　)を避け、身体の(^{24}　　　　)のため、バスタオルやタオルケットで保護する

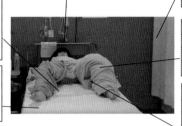

2．コミュニケーション

- 看護師の不用意な（^{25}　　　　）や（^{26}　　　　）
- 尿器・便器の当たり具合の確認
- 緊張を緩和する（^{27}　　　　）や（^{28}　　　　）
- （^{29}　　　　）や（^{30}　　　　　　）を考慮し、看護師から声かけ

患者と（^{31}　　　　）を合わせるため、腰を上げる際に合図の声かけを行う

患者の視界に入らない部分への援助であるため、援助内容や進捗についてこまめに声かけしながら実施する

別の（^{34}　　　）が加わる際はその都度声かけを行う

便器挿入後は、フィット感や（^{32}　　　）の有無や（^{33}　　　）を確認し、便器の位置の調整を行う

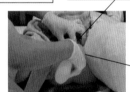

流水洗浄による
（^{35}　　　　）が得られるように、ある程度の水流を保ちながら洗浄する

患者は要望を伝えにくいので、
（^{36}　　　　　　　　）を用いて確認すると良い

3．ボディメカニクス

- （^{37}　　　　　　　　）の調整→姿勢の安定
- 臀部挙上の援助→（^{38}　　　　　　）の活用
- ベッドの高さの調整

患者の臀部を挙上する際は、肘関節を支点とした、
（^{39}　　　　）を活用する

排泄時に患者がいきみやすいよう、両足底をマットレスに接地させる

排泄時に腹圧がかけやすいように、上体を（^{40}　　　）した体位に調整する

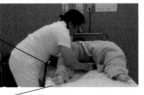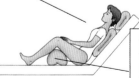

体位が安定するよう、クッション等を用いて（^{41}　　　　）を広く確保する

志自岐康子他編（2021）：デジタルナーシンググラフィカ，基礎
看護学③　②基礎看護技術，p. 306，メディカ出版　より引用

134

4．倫理

- ◆ (⁴²　　　　　　　) への配慮と (⁴³　　　　)

- ◆ 適切な用具の選択

- ◆ 排泄の意義の理解

リネンや寝衣を
(⁴⁴　　) しないよう、洗浄水をかける際は、手で壁をつくる

(⁴⁶　　　) の程度や皮膚の
(⁴⁷　　　) の有無を注意深く観察しながら実施する

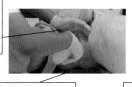 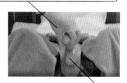

時間経過と共に、便器と仙骨部の圧迫が(⁴⁵　　) となっていないかを確認しながら、援助を進める

汚染しやすい、皮膚どうしが
(⁴⁸　　) する面を丁寧に洗浄する

5．安全・安楽

- ◆ 体格や患者の希望に応じた (⁴⁹　　　　) の選択

- ◆ 必要最小限の (⁵⁰　　　)

- ◆ (⁵¹　　　　　　)

- ◆ デリケートな部位への接触

洗浄する際、1回毎にガーゼの面を変える

(⁵²　　　) および、看護者の爪の接触による(⁵³　　　) を回避するため、手袋を装着する

デリケートな部分に接触するため、指先の圧がかからないよう、注意する

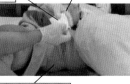 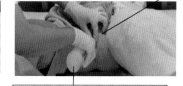

陰部の洗浄は、内側→外側、尿道口→肛門側へと(⁵⁴　　　) で行う

洗浄水をかける前に、前腕内側で
(⁵⁵　　) を確認する

※陰部洗浄における原則：尿路感染の予防

尿：血液が腎臓で濾過され、尿細管で再吸収と分泌を経て「(⁵⁶　　　)」状態で生成される

便：口から取り込まれた食物が消化され、栄養素を吸収された残りで生成されるため、(⁵⁷　　　　)

を含む

便の出口（肛門）に触れた物が、尿の出口（尿道口）に触れてはいけない

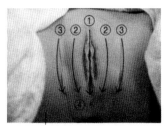

陰部洗浄の手順
- ◆ 内側から外側へ
- ◆ 上（尿道口側）から下（肛門側）へ
を厳守すること！

志自岐康子他編（2021）：デジタルナーシンググラフィカ, 基礎看護学③ ②基礎看護技術, p. 255, メディカ出版 より引用

1．演習内容

　1）床上での排泄の援助

　　　◆ 臥床状態の患者の床上での排泄の援助を体験する

　　　◆ 床上での排泄に使用する尿器・便器の使用感を体験する

　　　①メンバーの一人がベッドに臥床し、尿器の当て方や便器の挿入の仕方を検討する

　　　②排泄時の援助内容（環境調整、患者の体位の調整、羞恥心への配慮、寝衣・リネンの汚染防止への配慮等）を検討する（演習記録に記入）

　　　③患者役は、尿器・便器の使用感（使用時の不安事項、尿器・便器の皮膚への接触や圧迫感等）や、この状態で排泄することに対して感じたことをメンバーに伝え、共有する

　　　④時間内で患者役を交替し、体験を共有する

　2）陰部の清潔の援助（陰部洗浄）

　　　◆ 床上での排泄を終えた患者への陰部の清潔を図る援助（陰部洗浄）を実施する

　　　①モデル人形を各グループで1体準備する　※男性グループは男性仕様の人形を準備

　　　②全員で協力して患者の準備を整える（体勢、脱衣、タオル等で下肢の保護、クリニカルシーツの使用）

　　　③看護師役2名で陰部洗浄の一連の援助を実施する

2．タイムスケジュール

時間	演習内容	詳　細
5分	演習準備 オリエンテーション	◆ 出欠確認、メンバー調整 ◆ 演習内容、スケジュールの説明 ◆ 演習中の注意事項の共有
20分	演習1：床上での排泄の援助	◆ 尿器・便器による床上排泄の介助 ◆ 環境調整、コミュニケーション、羞恥心への配慮、安全・安楽に関する具体的な援助内容を検討する ◆ 患者役を通して、援助を要する患者の気持ちや尿・便器の使用上の留意事項を検討する
10分	演習1の片付け 演習2の準備	◆ 演習2で使用しない物品を片付ける ◆ モデル人形を1体準備する（男女別要確認）
40分	演習2：陰部の清潔の援助 （陰部洗浄）	◆ 全員で協力して患者の準備を行う ◆ 看護者役2名で陰部洗浄を体験する ◆ 役割を交替して、全員が援助の体験をする
15分	後片付け	◆ 人形をケースに収納 ◆ 使用した物品の返却、汚染したリネン類の洗濯 ◆ ベッド周囲の原状回復・環境整備 ◆ リアクションペーパーの記述・提出

3．演習記録

演習1：床上排泄の援助

□　床上での排泄を介助する際の、環境調整における留意事項を検討しましょう

□　床上での排泄を介助する際の、コミュニケーションにおける留意事項を検討しましょう

□　実際に尿器・便器を当ててみて、患者として感じたことと、援助の際の留意事項を記録しましょう

尿・便器の種類	患者として感じたこと	援助の際の留意事項
尿器		
洋式便器		
和洋折衷式便器		

演習 2：陰部洗浄の援助

手順に沿って、「上手くできた点/難しかった点」と「改善へのポイント」を整理しましょう

手順	上手くできた点/難しかった点	改善へのポイント
1. 必要物品の準備		
2. 患者への説明		
3. 環境調整と患者の準備		
4. 陰部洗浄の援助		
5. 援助中の患者の羞恥心への配慮		

第20回　解答

【事前学習】

1	処置用シーツ		2	ディスポーザブル手袋		3	エプロン
4	バスタオル		5	シャワーボトル		6	洗浄剤
7	ポリ袋		8	ウォッシュクロス		9	ガーゼ
10	便器		11	プライバシー		12	音
13	臭い		14	汚染		15	防水シーツ
16	動線		17	身長		18	露出
19	カーテン		20	スクリーン		21	汚染
22	臭い		23	露出		24	保温
25	言葉		26	態度		27	声掛け
28	接触		29	習慣		30	生活リズム
31	タイミング		32	痛み		33	安定感
34	刺激		35	爽快感		36	クローズドクエスチョン
37	支持基底面		38	てこの原理		39	てこの原理
40	挙上		41	支持基底面		42	プライバシー
43	観察		44	汚染		45	苦痛
46	汚染		47	異常		48	接触
49	用具		50	露出		51	感染予防
52	感染予防		53	損傷		54	一方通行
55	湯温		56	無菌		57	多数の菌

第21・22回 【演習】事例演習

学習目的

事例患者の状態を理解し、対象に必要な援助を判断し実践することができる

到達目標

1. 事例患者の状況を理解し、援助時の留意事項を説明することができる
2. 患者と適切なコミュニケーションをとって援助を実践することができる
3. 患者と看護者にとって、安全で安楽な援助を実践することができる
4. 援助内容に対して、看護の基本的機能に沿った評価を述べることができる

演　習

1. 演習方法
   - 事例患者に対する4つの援助課題を実践する
   - 各援助課題に対する援助計画を立案し、提出する
   - グループ内で各課題の役割（看護者役①、看護者役②、患者役）を決め、準備から片付けまでの一連の援助を実践し、振り返る

2. タイムスケジュール

時間	演習内容	詳　細
10分	演習準備 オリエンテーション	・ 出欠確認、メンバー調整 ・ 演習内容、スケジュールの説明 ・ 演習中の注意事項の共有
40分	援助課題① ベッドメーキングと移乗の介助	※ 各課題に配分された時間には、準備、実践、片付け、振り返りの時間を含む
40分	援助課題② 病床環境調整と寝衣交換	
10分	休み時間	・ 使用した物品の返却、汚染したリネン類の洗濯 ・ ベッド周囲の原状回復・環境整備
40分	援助課題③ 顔面清拭とシーツ交換	※ 各課題に配分された時間には、準備、実践、片付け、振り返りの時間を含む
40分	援助課題④ ベッド上での足浴	
10分	後片付け	・ 使用した物品の返却、汚染したリネン類の洗濯 ・ ベッド周囲の原状回復・環境整備 ・ 援助課題の評価提出

3．演習課題

1）事例紹介

北条 完吾さん　51歳
（ほうじょう かんご）

数日前から発熱があり、仕事を休んでいました。

本日、自宅の洗面所で意識を失って倒れたと、妻からの通報があり、救急車で病院に搬送されました。

現在北条さんは、意識は回復していますが、発熱と倦怠感のため、ぐったりとしており、自力で立ったり歩いたりすることが困難な状況です。

北条さん本人は、「トイレや洗面所までも、自分で歩いていけるかどうか、また倒れてしまうのではないか心配です」と話しているそうです。

2）援助課題

①北条さんは、救急外来での診察後、私たちの病棟に入院することになりました。北条さんをすぐに受け入れられるようにベッドメーキングをしてください。外来の看護師が北条さんを車椅子で病室まで搬送してきたら、ベッドへの移乗と臥床の介助をしてください。救急外来では、立位への介助をした際に、両下肢に力が入らず膝折れを認めたと申し送られたそうです。

②北条さんの発熱は依然続いており、大量の汗をかいています。特に頸部から背部にかけての発汗が多く、寝衣がじっとりと湿っています。「少し掛け物が重くて熱いです。足も動かしにくい感じがします。何か、軽い掛け物に換えていただけませんか」と言っています。病床の環境調整として上掛けをタオルケットに交換することと、北条さんの安楽のために上衣を着替えることを提案し、援助を行ってください。

③寝衣の交換後、しばらくしてナースコールがあり、「ちょっと横になっていたら、吐いてしまった」と、シーツに嘔吐した跡がありました。北条さんの頬には吐物が付着しており、額には大量の汗をかいています。「まだ少し吐き気があるような気がします」とぐったりしています。臥床したまま北条さんの顔面清拭とシーツ交換を行うことを提案し、援助を行ってください。

④入院後3日が経過し、北条さんは、「入院中、風呂に入れず辛い」と言っています。昨日全身清拭を行った後は「とても疲れてしまった」と言っており、本日も全身清拭を提案したところ、あまり気分が乗らないようです。また、依然として倦怠感のため、自力で起き上がることが困難な様子です。あなたは、入浴の代替と、リラックスを目的とした、足浴を提案することにしました。北条さんにベッド上で足浴を行うことを説明し、援助を行ってください。

第23回　日常生活の援助技術のまとめ

あなたがこの科目を学び、3か月前の自分と比べて変わったことは何ですか？

あなたにとって、課題として残っていることは何ですか？

残り3年半の学生生活に向けての抱負

身だしなみチェックシート

【女性用】

項　目		チェック
ヘアスタイル	髪の色は地毛に近い自然な色である	☐
	お辞儀をしても髪の毛が落ちてこない	☐
	前髪は目元にかからない	☐
	髪留め・ヘアゴムは黒・茶・紺色のものを使用している	☐
	髪は肩にかからないように束ねてアップにしている	☐
ユニフォーム	汚れ、シワ、裾のほつれがない	☐
	下着が透けて見えていない	☐
	名札が左胸につけられている	☐
	防寒用にシャツを着用する場合、規程の型・色のものである	☐
爪	爪は指先から出ない長さに整えられている	☐
	マニキュアをつけていない	☐
	爪と皮膚の間が汚れていない	☐
装飾品	装飾品（指輪、ピアス、ネックレス等）はつけていない	☐
	カラーコンタクトレンズを装用していない	☐
足元	靴下は、清潔な白色無地のものを着用している	☐
	靴下に穴があいていない	☐
	シューズは汚れがなく、足にフィットしている	☐
その他	香水や香りの強い柔軟剤等を使用していない	☐
	私物は手提げ袋にまとめて入れている	☐
	演習に必要のないもの（スマートフォン等）を持ち込んでいない	☐

【理想的な身だしなみの例】

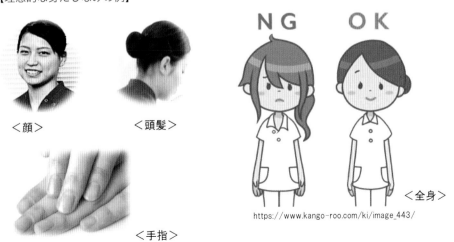

＜顔＞　　　＜頭髪＞

NG　　OK

＜全身＞

https://www.kango-roo.com/ki/image_443/

＜手指＞

【男性用】

項　目		チェック
ヘアスタイル	髪の色は地毛に近い自然な色である	☐
	前髪が眼窩部にかかっていない	☐
	横・後ろ髪が耳や襟にかかっていない	☐
	整髪料で髪を立たせたり不自然に固めたりしていない	☐
顔	ヒゲはきれいに剃ってある	☐
ユニフォーム	汚れ、シワ、裾のほつれがない	☐
	名札が左胸につけられている	☐
	防寒用にシャツを着用する場合、規程の型・色のものである	☐
爪	爪は指先から出ない長さに整えられている	☐
	爪と皮膚の間が汚れていない	☐
	マニキュアをつけていない	☐
装飾品	装飾品（指輪、ピアス、ネックレス等）はつけていない	☐
	カラーコンタクトレンズを装用していない	☐
足元	靴下は、清潔な白色無地のものを着用している	☐
	靴下に穴があいていない	☐
	シューズは汚れがなく、足にフィットしている	☐
その他	香水や香りの強い柔軟剤等を使用していない	☐
	私物は手提げ袋にまとめて入れている	☐
	演習に必要のないもの（スマートフォン等）を持ち込んでいない	☐

【理想的な身だしなみの例】

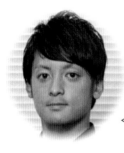

＜顔・頭髪＞

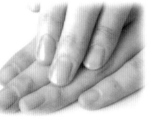

＜手指＞

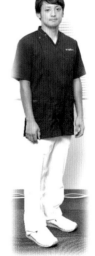

＜全身＞

あとがき

　東京情報大学看護学部は、2017年の開設から7年目を迎えました。開設時より私共は、来るSociety 5.0時代に活躍できる看護職、「情報」を利活用できる看護職の育成を目指してまいりました。本書の表紙と裏表紙は、本学部における看護教育のイメージで構成しました。

　本学の看護基礎教育は、基礎科目、専門基礎科目、専門科目（基盤領域、実践領域、統合領域）へと、科目間を行き来し、それらを融合しながら、学びを進め、看護実践能力を高めていくよう構成されています。

　表紙には、看護基礎教育における学びのプロセスを螺旋階段に置き換え、学生一人ひとりが光溢れる未来へと進んでいく様子を表現しました。また、左巻きには安心感やリラックス効果、自然エネルギーの吸収をもたらすとされていますので、学生がのびのびと、多くの刺激を吸収しながら学びを進めて欲しいという願いを込めております。裏表紙には、仮想空間と現実空間の融合をイメージしたイラストを用い、色調は、信頼や誠実さ、知性や品位を演出し、実際に緊張緩和の作用を有するネイビーブルーを使用しました。

　本書には、これまで本学部での教育活動に尽力された先生方の教育信念、熱意、豊富なご経験が凝縮されています。多くの方々にお手に取っていただけることを願っております。

2024年3月

東京情報大学 看護学部基盤看護分野

松下 博宣

児玉 悠希

菅原 久純

吉武 幸恵

東京情報大学看護学部 基盤看護分野の紹介

　東京情報大学看護学部の授業科目は、学生として必要とされる知識と教養および国際的に通用する基礎的なコミュニケーションの習得を目指す「全学共通科目」、人間や環境の理解を深める「基礎科目」、看護学の基礎となる健康に関する理解を深める「専門基礎科目」、看護学の専門的な知識や技術の習得を目指す「専門科目」に区分されています。

　基盤看護分野では、専門科目の基盤領域に配置される科目を担当し、看護の対象である人間を統合的に捉える力を養い、看護を必要とするどのような場においても求められる、看護専門職としての知識・技術・態度の構築を目指した教育活動を行っています。さらに、システム科学と医療管理学が融合する医療・看護情報学の視点から、社会の変化とともに大きく変化している看護の現場における看護実践の効率化や新たな仕組みづくりに向けた研究活動を行っています。

　基盤看護分野の主な担当科目：象徴科目の「キャリアデザインとケアⅠ～Ⅳ」、「看護と情報Ⅰ～Ⅳ」、基礎看護学科目の「看護学概論」、「ヘルスアセスメント論」、「看護技術論Ⅰ・Ⅱ」、「看護過程論」、「基礎看護学実習Ⅰ・Ⅱ」

編著者紹介

吉武 幸恵（よしたけ　ゆきえ）

東京情報大学看護学部基盤看護分野 准教授　博士（看護学）

一般社団法人 キネステティクス・ジャパン　ベーシックコーストレーナー

総合病院での臨床看護経験後、2006年より看護基礎教育に従事。2016年千葉大学大学院看護学研究科博士後期課程修了後、東京情報大学看護学部講師を経て2022年より現職。

学生へのメッセージ：看護は「正解がない」から面白く、奥が深い学問です。これから出会う多くの人々と共に学び、失敗を恐れずに様々な経験をして、その中から得られる成功体験を一つひとつ積み上げて、自分で考え判断できる力を培っていきましょう。

児玉 悠希（こだま　ゆうき）

東京情報大学看護学部基盤看護分野 准教授　博士（総合情報学）

総合病院内科病棟、CCU、ICUでの臨床経験を経て、2015年より看護基礎教育に従事。2018年日本赤十字秋田看護大学大学院看護学研究科にて看護学修士取得、2023年に東京情報大学総合情報学研究科にて総合情報学博士を取得。基礎看護学、看護情報学の専門家として教育・研究活動に従事。

学生へのメッセージ：これから学んでいくことの全てに意味があり、その意味について深く思考していくことが看護師としての成長を促します。看護の知識や技術の習得に加え、学習した内容を基盤とした思考力を高めていきましょう。

菅原 久純（すがわら　ひさよし）

東京情報大学看護学部基盤看護分野 助教　博士（看護学）

総合病院外科病棟、ICU・CCUでの勤務を経て、2021年千葉大学大学院看護学研究科博士後期課程修了後、2022年より現職。

学生へのメッセージ：看護において優しさは欠かせませんが、それだけでは不十分です。正しい知識と技術を身につけることが良い看護の提供につながります。それぞれの目標に向かって共に学び、成長していきましょう。

看護技術論Ⅰ　ワークブック
～アクティブラーニングで身に付ける！生活援助技術～

2024年4月1日　　　第1版第1刷発行
編　著　吉武幸恵
発行所　一般社団法人東京農業大学出版会
　　　　代表理事　江口文陽
　　　　〒156-8502 東京都世田谷区桜丘1-1-1
　　　　TEL 03-5477-2666　FAX 03-5477-2747
　　　　　　http://nodai.ac.jp
　　　　　　E-mail　shuppan@nodai.ac.jp
印刷・製本　共立印刷株式会社